食事療法 おいしく続けるシリーズ

おかずレパートリー 透析・腎移植

女子栄養大学出版部

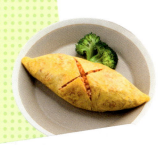

はじめに

透析療法、特に血液透析を行なっていて、
食事のことで苦労しているかたは多いと思います。
これまで腎臓病のために食事療法を続けてきた場合は、
透析を始めると、ほとんどの食品について摂取可能な量や種類が増えます。
これまでの制限された食事に慣れてきた目や身体や気持ちにとって、
「こんなに食べていいの？」「食べなきゃいけないの？」という
とまどいが大きいかもしれません。
一方、これまで腎臓が悪いことを知らず、急に透析を開始した場合、
好きなときに好きなものを好きなだけ食べてきたのに、
食事の内容を制限され、いろいろと考えなければならなくなって、
どうすればよいかわからず困ってしまう人が多いようです。
本書を参考にして、適切なエネルギーやたんぱく質の量を知り、
「適量をしっかりとる食事」を身につけてください。

東京医科大学病院腎臓内科主任教授／栄養管理科部長　菅野義彦

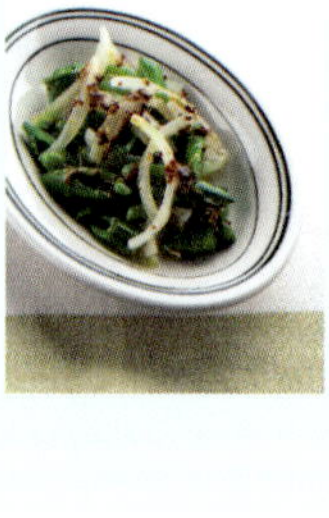

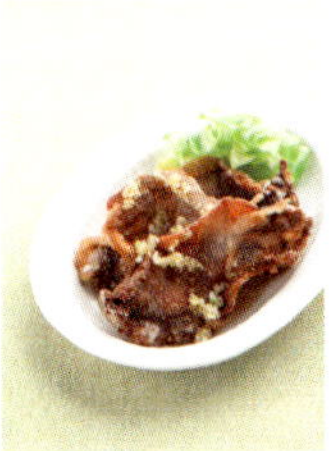

透析治療中の食生活は、
「透析で除去できる分だけ食べてもよい」ということが原則です。
具体的には、食塩やカリウムなどの制限と、
適量のエネルギーとたんぱく質を摂取することが基本になります。
血中のカリウムやリンが増えてしまうことを気にするかたが多いのですが、
カリウムやリンの制限はたいへん複雑でむずかしいものです。
無理して一度にすべて制限しようとするのではなく、まずは食塩の制限と、
エネルギーとたんぱく質を適量に調節することから始めましょう。
腎移植後の人も、暴飲暴食は禁物です。
栄養バランスを考えた食事で腎臓をいたわってください。
調理のくふうしだいで、食事制限とおいしさは両立することが可能です。
「あれもダメ、これもダメ」と考える必要はありません。
注意すべきポイントをおさえて、変化に富んだ食事を楽しみましょう。

愛知学院大学心身科学部健康栄養学科 臨床栄養学教授
榎本眞理

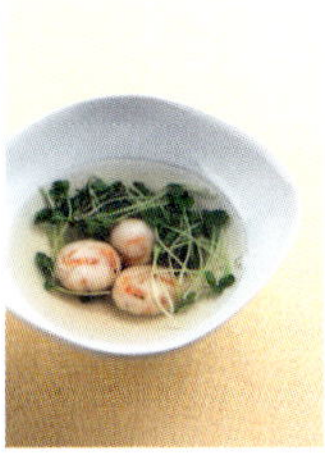

CONTENTS

はじめに …… 2
本書の使い方 …… 6

PART 1
透析・腎移植の基礎知識 …… 7
腎不全になると、どうなるの？ …… 8
血液透析（HD）ってどんなもの？ …… 10
自宅で治療できる腹膜透析（PD） …… 12
健康な腎臓を提供してもらう腎移植 …… 13
透析中の食事の基本 …… 14
食塩は一日6gを目安に …… 16
リン・カリウムの摂取量に注意 …… 18
外食や中食のポイント …… 20

PART 2
透析治療中・腎移植後の献立バリエーション …… 21
透析治療中の食事のポイント！ …… 22
朝食 …… 23
朝食の主菜 …… 24
昼食 …… 26
昼食のどんぶり・めん …… 28
夕食 …… 30
夕食の主菜 …… 32
腎移植後の食事のポイント！ …… 34
朝食 …… 35
朝食の主菜 …… 36
昼食 …… 38
昼食のごはんもの …… 40
夕食 …… 42
夕食の主菜 …… 44
透析・腎移植Q&A ① …… 46

PART 3
リン・カリウムを控えた腎臓いたわりレシピ …… 47
リンを控えるポイント！ …… 48
リン控えめの肉料理 …… 49
豚肉のから揚げ 薬味酢かけ／鶏もも肉のピリ辛ケチャップいため／牛肉とごぼうの和風いため／牛肉とねぎのクリーム煮／ポークソテー ハニーマスタードソース
リン控えめの魚料理 …… 54
サンマのソテー 和風マリネ／ブリの韓国風刺し身／カジキのはるさめ衣揚げ／エビの中国風くず煮

リン控えめの卵・豆腐料理 …… 58
にらたま 甘酢あんかけ／バインセオ風薄焼きオムレツ／ひき肉入り蒸し豆腐／厚揚げの薬味煮

リン含有量別分類表 …… 62

カリウムを控えるポイント！ …… 64

カリウム控えめの野菜料理 …… 65
キャベツと玉ねぎのオリーブ油あえ／トマトのサラダ／もやしとゴーヤーのピーナッツ酢あえ／とうがんとじゃこのいためなます／スナップえんどうのマスタードサラダ／白菜とにんじんのいため甘酢づけ／冷凍里芋の黒ごま煮／揚げなすとねぎのトマト煮／アスパラガスと白菜の煮浸し／かぶとパプリカのナムル／オクラときゅうりのさんしょうあえ／葉ねぎとにんじんのサラダ／大根の黒こしょう煮／はるさめとしいたけとピーマンのいため物／はるさめのマヨネーズサラダ／トマトとにんにくの茎とくず切りの酢の物／しらたき入りコールスローサラダ／五色いためなます／こんにゃくとれんこんのカレーいため

カリウム含有量別分類表 …… 76

おいしく減塩！ 汁物 …… 78
せん切り野菜スープ／トマトのみそ汁／サクラエビ入り白玉団子のすまし汁／おろし大根とのりのスープ

エネルギーアップ！ おやつ …… 80
はちみつジャスミンシャーベット／ジャムかん／白玉くず湯 ゆず風味／くず切りのコーヒーシロップかけ

透析・腎移植 Q&A ② …… 82

PART 4

栄養バランスのよい献立組み合わせ例 …… 83

透析治療中の食事 献立組み合わせ例 …… 84

腎移植後の食事 献立組み合わせ例 …… 88

透析・腎移植 Q&A ③ …… 90

栄養成分値一覧 …… 91

標準計量カップ・スプーンによる重量表 …… 95

レシピについて

料理ごとの1人分のエネルギー、食塩（塩分）、たんぱく質、カリウム、リンの量を表示。

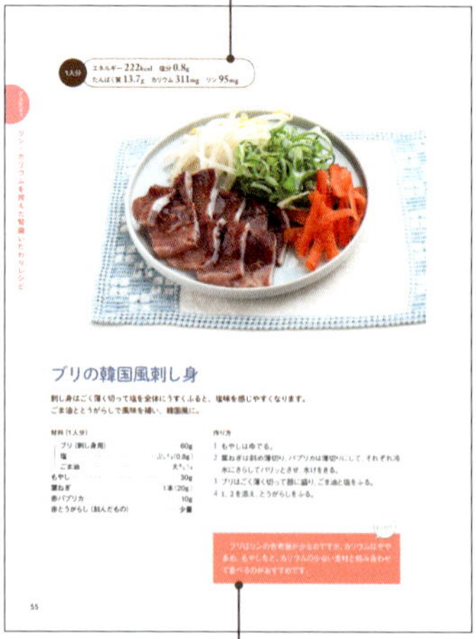

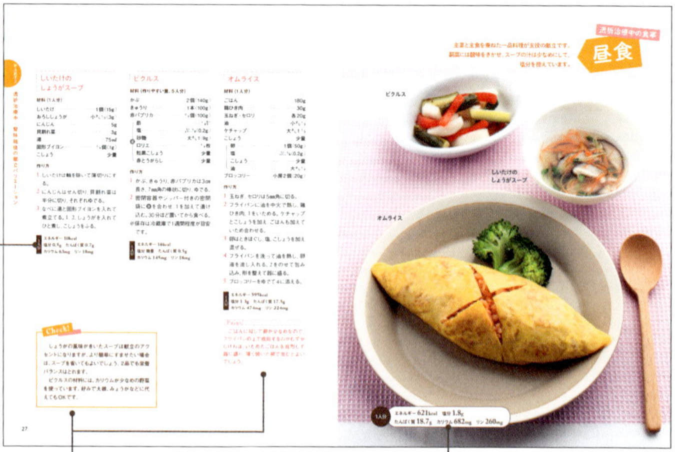

リン、カリウム、食塩（塩分）を控えるコツなど、料理のポイントを紹介しています。

献立のページでは、食材についての情報や応用のアイデアを紹介しています。

献立1食分のエネルギー、食塩（塩分）、たんぱく質、カリウム、リンの量を表示。

- 食品（肉、魚介、野菜、くだものなど）の重量は、特に表記がない場合は、すべて正味重量です。正味重量とは、皮、骨、殻、芯、種など、食べない部分を除いた、実際に口に入る重量のことです。
- 材料の計量は、標準計量カップ・スプーンを使用しました。1カップ＝200mℓ、大さじ1＝15mℓ、小さじ1＝5mℓ、ミニスプーン※1＝1mℓ が基準です。95ページに、標準計量カップ・スプーンによる調味料の重量表があります。
- 調味料は特に表記のない場合は、塩＝精製塩（食塩）、砂糖＝上白糖、酢＝穀物酢、しょうゆ＝濃い口しょうゆ（塩分14.5%）、みそ＝淡色辛みそ（塩分12.4%）や赤色辛みそ（塩分13.0%）を使っています。
- だしはこんぶや削りガツオなどでとったものです。市販のだしのもとをといて使う場合は、食塩（塩分）が多めなので、加える調味料を控えめにしてください。
- フライパンはフッ素樹脂加工のものを使用しました。
- 電子レンジは、600Wのものを使用しました。お使いの電子レンジのW数がこれより小さい場合は加熱時間を長めに、大きい場合は短めにしてください。

そのほかの表記について

[材料]

材料は、「1人分」を基本に表示していますが、作りやすい分量として、「2人分」などで表示しているレシピもあります。この場合、でき上がりを人数分に等分した1人分の量を召し上がってください。

[エネルギーとカロリー]

エネルギーの量を表す単位がカロリー（cal）。1ℓの水を1℃上げるのに必要なエネルギー量が1kcalです。本書では、基本的にカロリー表記ではなく、「エネルギー」「エネルギー量」と表記しています。

[塩分とは]

「塩分」とは、食塩相当量のこと。本書でも「塩分量」として表記されている重量は、食塩相当量（g）です。これは、食品に含まれるナトリウム量（mg）を合算した値に2.54を掛けて1000で割ったもの。たとえばナトリウム量2200mgの食品の場合は、2200×2.54÷1000≒5.6gとなります。

※ミニスプーン（1mℓ）は、少量の調味料などを計ることができるので便利。　（お問い合わせ／女子栄養大学代理部　TEL03-3949-9371）

PART 1

透析・腎移植の基礎知識

腎臓の機能低下が進み、腎不全になると、
身体にさまざまな不調が現われ、
やがて日常生活にも支障をきたし始めます。
一度悪くなった腎臓は、元の健康な状態に戻すことができないため、
適切な治療を行なうことが必要不可欠です。
治療の種類や選び方、治療中の食事に関するポイントを知り、
病気とのつき合い方を考えてみましょう。

※ 8～20 ページは『透析・腎移植の安心ごはん』（女子栄養大学出版部）の解説を抜粋、再編集したものです。病態について、さらにくわしく知りたい場合は参考にしてください。

腎不全になると、どうなるの？

腎臓の機能低下が進み、尿が作れなくなる

腎臓は、背中側の左右の腰の上に1つずつある、そら豆のような形の臓器です。握りこぶし程度の大きさですが、身体の状態を正常に保つためのさまざまな働きを担っています。中でも重要なのが、「尿を作って体内の老廃物や余分な水分を捨てる」という役割です。

全身をめぐって腎臓へと送られる血液には、身体を作るさいに細胞が活動したことでできるゴミ（老廃物や余分な水分）がたくさん含まれています。この血液が尿の原料です。健康な腎臓は、血液から不要な物質を尿に移し、体外に排出するのです。また、尿を出すことで体内の水分量もコントロールしています。

腎臓の機能低下が進むと、尿が作れなくなり、血液中の老廃物や余分な水分を排出できなくなって、身体の状態を正常に保てなくなります。この状態を「腎不全」といいます。腎不全という言葉は、軽度の腎臓病から末期腎不全まで幅広い病態に使われますが、一般的には慢性腎臓病のステージG4～G5を指すことが多いようです。

治療法は、血液透析、腹膜透析、腎移植の3種類から選択

残念なことに、一度悪くなった腎臓は正常な状態に戻すことができません。そのため、腎不全になった人には、血液を浄化する血液透析（HD／10～11ページ）や腹膜透析（PD／12ページ）、健康な腎臓を提供してもらう腎移植（13ページ）といった「腎代替療法」が必要になります。

治療の開始時期については、病状や

腎不全のおもな症状は？

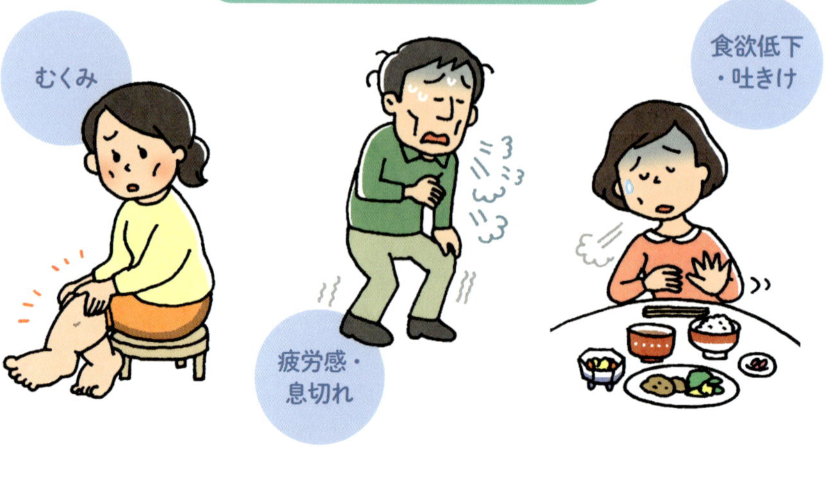

日常生活への影響などを医師が総合的に判断するため、個々の症例ごとに幅があります。医師とよく相談して決定しましょう。自覚症状がないと、治療を先延ばしにしたい気持ちになりがちですが、タイミングを逃さずに治療を開始することがたいせつです。

治療法の選択は、自分の生活に合わせて

血液透析や腹膜透析を行なう場合、治療にはある程度の時間がかかります。血液透析の場合は、週に3回程度の通院も必要です。そのため、今までどおりの生活をするのはむずかしくなります。

治療法を選ぶさいには、日常生活の中で何を優先し、何をあきらめるかを考える必要があります。透析を数十年続けることになる場合もあるので、治療を始めたあとの生活をよく考えて選択しましょう。場合によっては、通院が必要ない腹膜透析を行なってから数年後に血液透析に変更したり、両方の透析を併用したりすることも可能です。

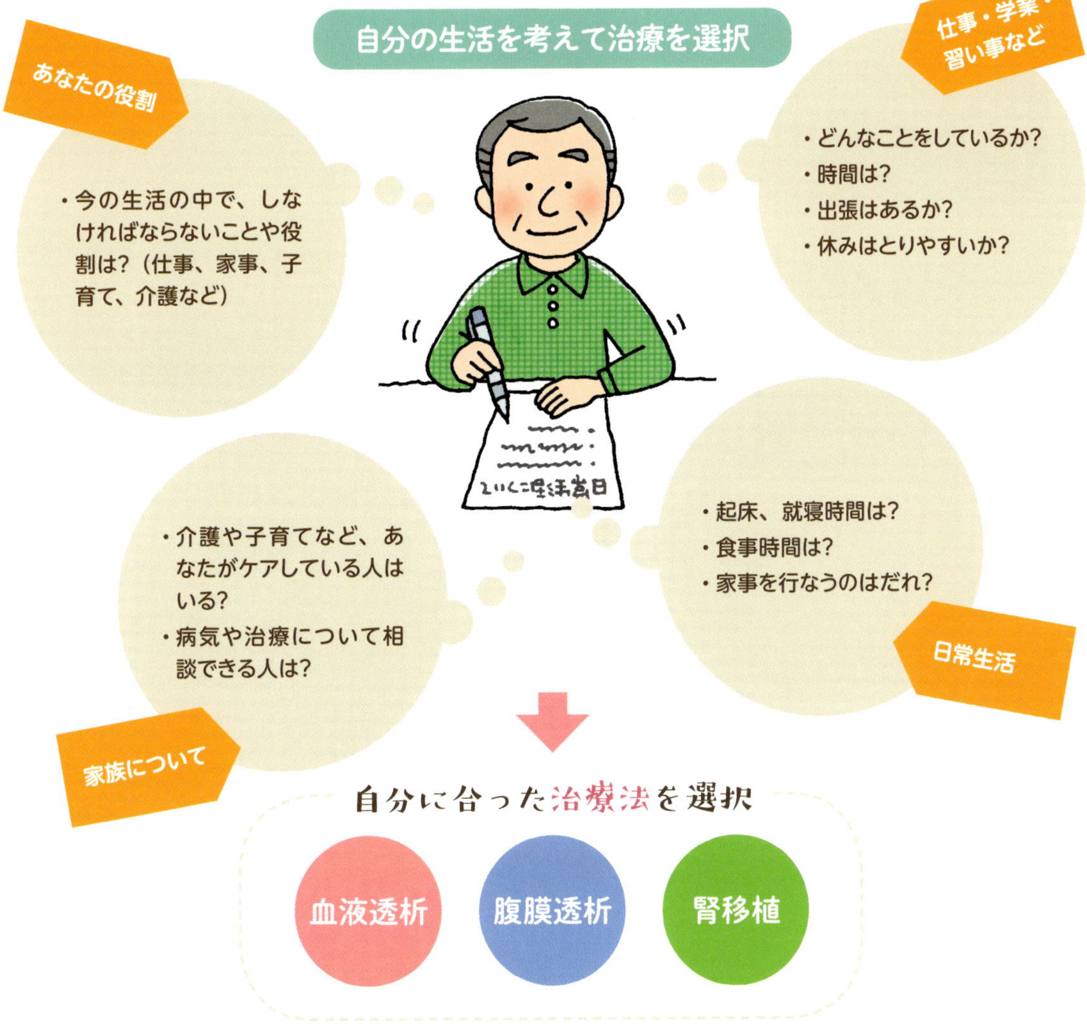
自分の生活を考えて治療を選択
あなたの役割
・今の生活の中で、しなければならないことや役割は？（仕事、家事、子育て、介護など）
仕事・学業・習い事など
・どんなことをしているか？
・時間は？
・出張はあるか？
・休みはとりやすいか？
家族について
・介護や子育てなど、あなたがケアしている人はいる？
・病気や治療について相談できる人は？
日常生活
・起床、就寝時間は？
・食事時間は？
・家事を行なうのはだれ？
自分に合った治療法を選択
血液透析
腹膜透析
腎移植

参考資料／「腎不全とその治療法」（NPO法人 腎臓サポート協会）

血液透析（HD）ってどんなもの？

血液をとり出し、浄化して身体に戻す治療

透析とは、機能が低下した腎臓の代わりに、専用の器械で血液をきれいにする治療法です。血液透析の場合は、身体から血液をいったんとり出して、老廃物や余分な水分をとり除き、きれいになった血液を身体に戻します。腕の血管に2本の針を刺してチューブにつなぎ、ポンプを使って血液を循環させます。血液は、ダイアライザーと呼ばれるフィルターを通ることで浄化され、身体へと戻されます。

血液透析を始める前には、「シャント」という太い血管を作る手術が必要です。血液透析ではたくさんの血液を短時間で出し入れするので、充分な血流を確保するためです。シャントを作る手術自体はむずかしいものではなく、施設によっては日帰り手術も可能です。

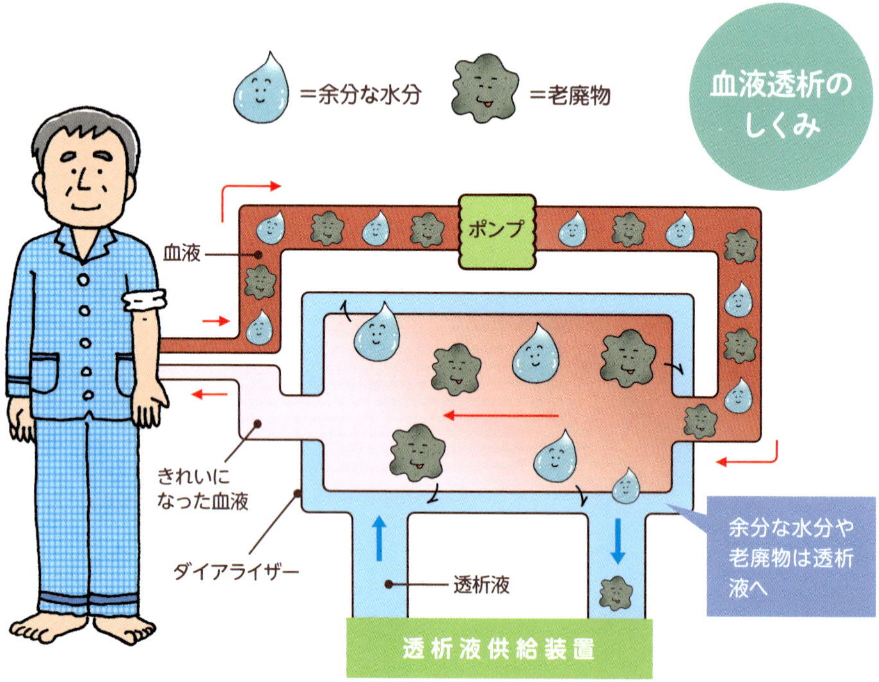

シャントとは？

動脈から静脈に直接血液が流れ込むことで、静脈の血流が増え、太くなる。この太くなった静脈をシャントという。

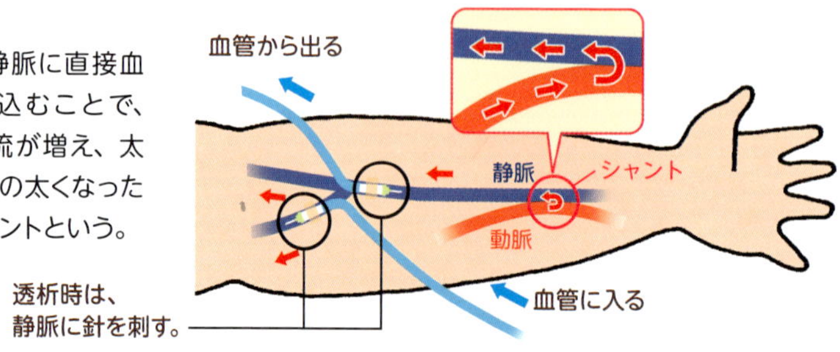

シャントはきちんと管理すれば数年はもちます。聴診器を購入して一日数回シャントの音を聴き、異常がないか確認しましょう。いつもと違う音がしたら、すぐに医師に知らせてください。日常生活の中でも、シャント側の腕で血圧を測らない、袋やかばんをかけないといった配慮が必要です。

週3回・1回4時間の治療が必要

血液透析は、病院などの透析施設で、一日おきに週3回行なうのが一般的です。1回の治療は約4時間かかります。治療を受けやすいパジャマなどに着がえ、ベッドに横になって治療を受けますが、安静にしていれば本を読んだり、テレビを見たりすることも可能です。ただ、大量の血液を出し入れする治療で、身体への負担が大きいため、30分おきに血圧や脈拍を測り、治療中に一度は医師が診察を行ないます。

血液透析は、決まった曜日に定期的に行なうのが原則ですし、年末年始や祝日なども関係なく、一生同じペースで治療を続けなければなりません。自宅に近いなど、通いやすい施設を選ぶことがたいせつです。

ドライウェイトで体重管理を

血液透析では、目標体重を基準にした体重管理が必要になります。この目標体重を「ドライウェイト」といいます。

1ℓの水を飲んだとき、健康な人ならその分、尿が出て元の体重を維持できますが、尿が作れない腎不全の人は水1ℓ分、体重が増えて戻らなくなります。そこで、水を飲む前の体重をドライウェイトとして目標体重に設定し、身体に余分な水分がたまりすぎないようにチェックする必要があるのです。血液透析では、ドライウェイトと比較して、増えた体重分の水分を除去します。そのため、透析を行なう前後には、かならず体重を測定します。

ただし、水分の除去量が多いと、透析治療のさい、身体への負担が大きくなります。体重が増えすぎないように、水分の摂取量にも気をつけましょう。

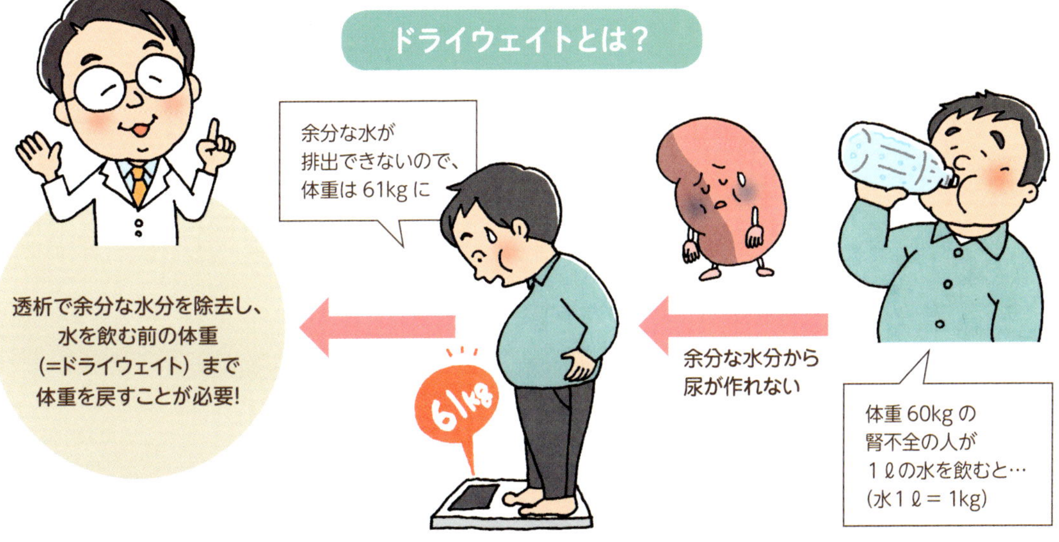
ドライウェイトとは？
体重60kgの腎不全の人が1ℓの水を飲むと…(水1ℓ＝1kg)
余分な水分から尿が作れない
余分な水が排出できないので、体重は61kgに
61kg
透析で余分な水分を除去し、水を飲む前の体重(＝ドライウェイト)まで体重を戻すことが必要！

自宅で治療できる腹膜透析（PD）

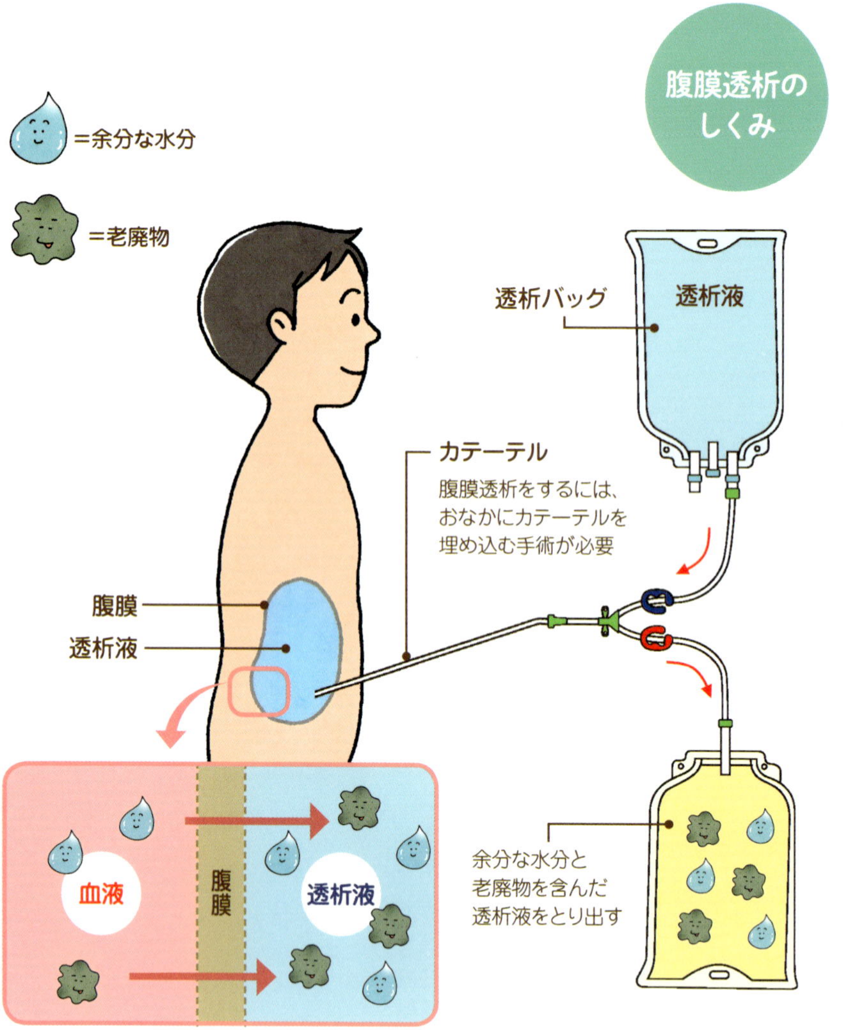

体内の不要物を、おなかの中に入れた透析液に移して除去

胃や腸などの臓器は、腹膜という薄い膜に包まれています。この腹膜を利用して血液を浄化するのが、腹膜透析です。腹膜の中のすき間（腹腔）に体外からきれいな透析液を入れ、4～8時間おくと、血液中の余分な水分や老廃物が腹膜を通って透析液へと移動するのです。この透析液をおなかからとり出し、体内の不要物を除去します。

腹膜透析には一日3～4回ほど透析液の注入・排出を行なう「CAPD」と、睡眠中に、専用の器械で透析液を交換する「APD」があります。どちらも在宅で治療でき、通院は月1回程度ですみます。ただし、腹膜は徐々に劣化するため、一般的に4～5年ほどでほかの治療法へ移行します。

健康な腎臓を提供してもらう 腎移植

腎移植が成功すれば、透析治療は不要に

2つある腎臓のうち、どちらか1つが正常に機能していれば、透析治療をせずに生きていくことができます。そこで、健康な腎臓を1つ提供してもらい、患者さんの身体に植え込む治療法が腎移植です。

腎移植には、生きている人から腎臓を分けてもらう「生体移植」と、亡くなった人に腎臓を提供してもらう「献腎移植」があります。日本では年間1500例ほどの腎移植が行なわれていますが、その9割が生体移植です。血液型が違っていても移植が可能になったことで、症例数は増えています。

手術後は入院して経過を見たあと、退院してからも定期的に診察を受けます。退院直後は週1回から徐々に減り、最終的に月1回程度で継続します。また、移植した腎臓に対する拒絶反応をおさえるため、免疫抑制剤を服用し続ける必要があります。

腎移植後も引き続き食生活に注意

腎移植が成功すれば、透析治療は不要になり、さまざまな生活上の制限からもある程度解放されます。

ただし、はめをはずして暴飲暴食などに走ってしまうと、せっかく移植した腎臓を悪くしてしまうことになりかねません。腎移植後も引き続き、食塩のとりすぎや食べすぎに注意する必要があります。

また、腎臓を提供した人も、本来2つあるべき腎臓を片方失ったのですから、当然、腎臓の働きが低下するリスクがあります。食塩を控えた栄養バランスのよい食事を心がけましょう。

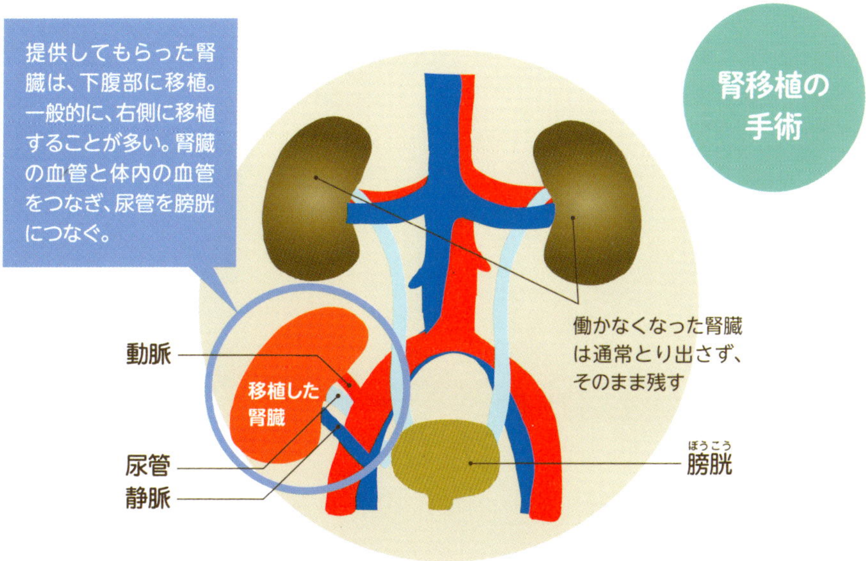
腎移植の手術
提供してもらった腎臓は、下腹部に移植。一般的に、右側に移植することが多い。腎臓の血管と体内の血管をつなぎ、尿管を膀胱につなぐ。
動脈
移植した腎臓
尿管
静脈
働かなくなった腎臓は通常とり出さず、そのまま残す
膀胱《ぼうこう》

透析療法中は、必要な栄養をしっかり摂取

腎臓病の食事療法は、透析を行なっているかいないかで大きく違います。透析に至っていない時期の腎臓病の場合、たんぱく質の摂取量を制限する食事療法が一般的ですが、透析治療を開始してからは、たんぱく質を含め、必要な栄養素をしっかりとることが重要になります。これは、透析が腎臓の働きを肩代わりしてくれるようになり、今までなら体内に蓄積されていた老廃物や水分が、ある程度排出されるようになるからです。そのため、透析前よりもたくさん食べないと、栄養が不足してしまいます。

透析を始めたことで、食事の目的は、「腎臓に負担をかけるものを余計に食べない」から「必要な栄養素をしっかりとる」に変わったと意識しましょう。

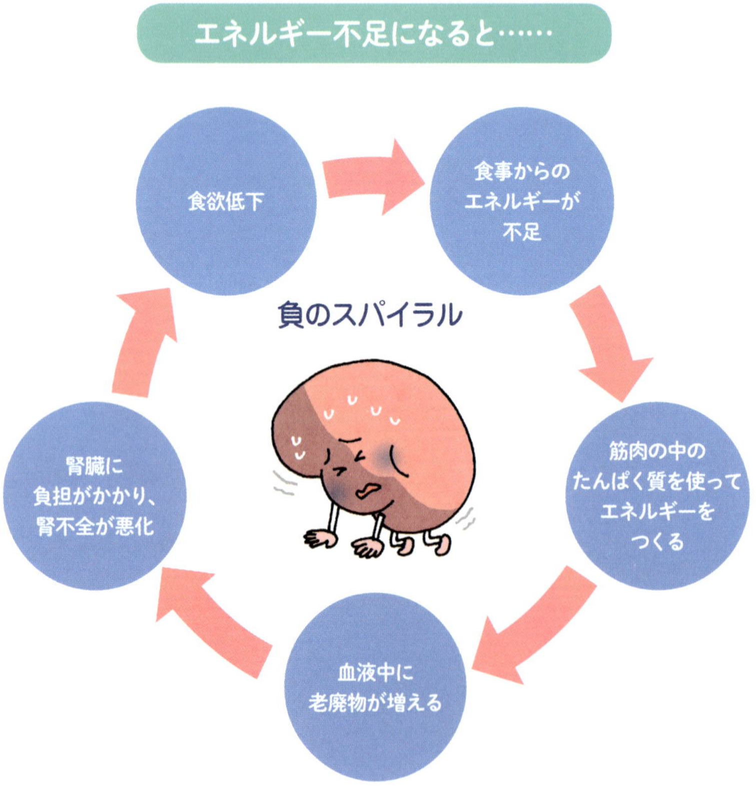
エネルギー不足になると……
負のスパイラル
食欲低下
食事からのエネルギーが不足
筋肉の中のたんぱく質を使ってエネルギーをつくる
血液中に老廃物が増える
腎臓に負担がかかり、腎不全が悪化

透析療法中の人の一日の適正エネルギー
＝標準体重（kg）×30〜35kcal

※標準体重＝身長（m）×身長（m）×22（BMI）

透析中や腎移植後の食事の「適量」

たんぱく質量については、
標準体重 60kg の場合の数値です。

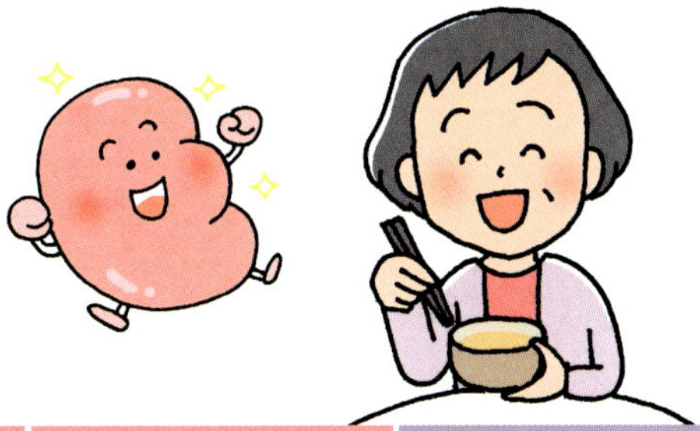

	腎臓病保存期（透析前）	血液透析（週３回）	腹膜透析	腎移植後
エネルギー	1800kcal 標準体重 1kg あたり 25 ～ 35kcal	1800kcal 標準体重 1kg あたり 30 ～ 35kcal	1800kcal 標準体重 1kg あたり 30 ～ 35kcal	1800kcal 標準体重 1kg あたり 30 ～ 35kcal
食塩	6g 未満	6g 未満	6g 未満	6g 未満
たんぱく質	40g 前後 標準体重 1kg あたり 0.6 ～ 0.8g （腎機能による）	60g 前後 標準体重 1kg あたり 0.9 ～ 1.2g	60g 前後 標準体重 1kg あたり 0.9 ～ 1.2g	50g 前後 標準体重 1kg あたり 0.8 ～ 1.0g （腎機能による）
カリウム	1500mg 以下	2000mg 以下	制限なし	2000mg 以下
リン	たんぱく質制限により自然に減少	900mg 以下	900mg 以下	たんぱく質制限により自然に減少

※リン・カリウムについては 18 ～ 19 ページで解説しています。

食べなさすぎるのも、食べすぎるのもNG

これまでも腎臓病の食事療法にとり組んできた人の場合、「食べてはいけない」という気持ちから、食事量が不足しがちなので注意が必要です。食事からのエネルギーが不足すると、筋肉を構成するたんぱく質を分解してエネルギー源にするため、やせたり筋力が衰えたりします。また、たんぱく質を分解してできた老廃物が体内にたまり、腎不全の症状が悪化することにもつながります。しっかり食べて、充分にエネルギーをとりましょう。

一方、自覚がないまま腎不全が進み、突然透析を始めることになった人は、食べすぎに注意してください。これまでと同じ量を食べ続けていると、透析時の身体への負担が大きくなったり、さまざまな合併症を招いたりするおそれもあります。透析でコントロールできる程度の「適量」に調節することが必要です。まずは味つけをうすくすること、生野菜やくだものを食べすぎないようにすることから始めましょう。

食塩は一日6gを目安に

食塩のとりすぎで余分な水分が蓄積

食塩は身体の中で水分と結びつく性質があるため、食塩をとりすぎると、身体に余分な水がたまります。本来、過剰な食塩は尿として排出されますが、腎不全で尿が作れないと、体内にたまります。その結果、食塩の量に応じた水分も身体に残ることとなり、むくみや心不全、肺水腫などの原因になります。減塩が必要なのはそのためです。

過剰な食塩と水は、透析で除去できますが、除去する量が多くなるほど心臓や血管への負担は増します。透析治療中であっても、食塩のとりすぎは禁物です。食塩をとりすぎなければ、それほどのどの渇きも起きないはずですが、具体的な水分摂取量は体重などによって異なりますので、医療スタッフにこまめに相談しましょう。

食塩をとりすぎると……

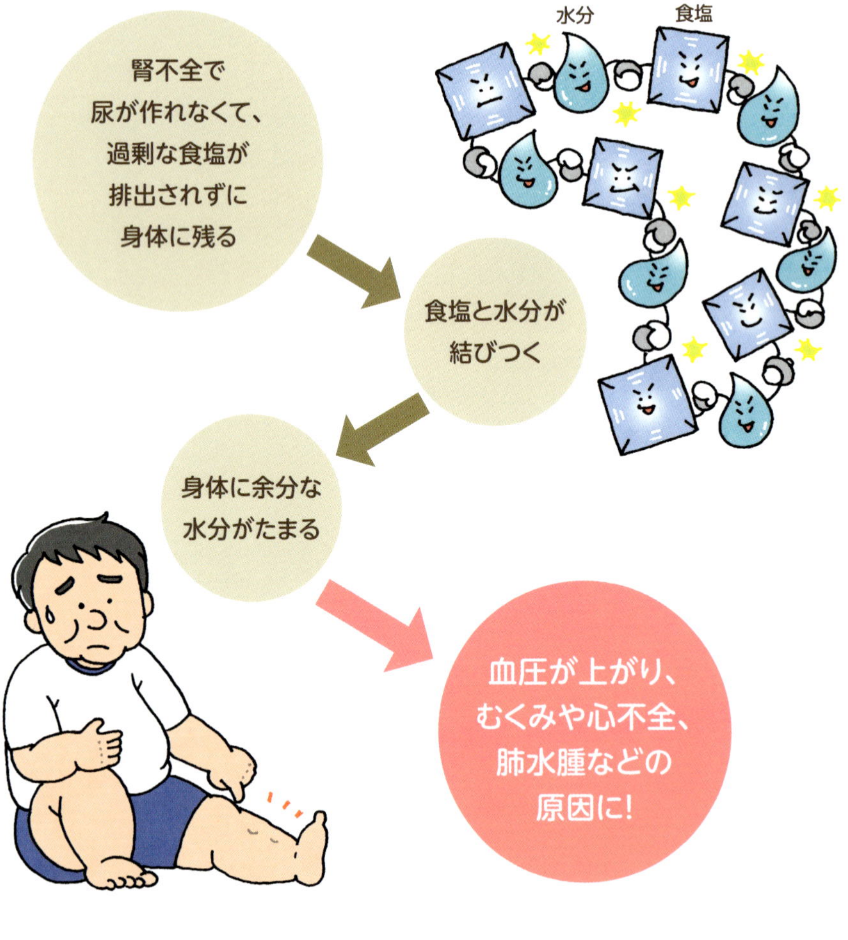

水分
食塩
腎不全で尿が作れなくて、過剰な食塩が排出されずに身体に残る
食塩と水分が結びつく
身体に余分な水分がたまる
血圧が上がり、むくみや心不全、肺水腫などの原因に!

じょうずに減塩する３つのポイント

1 うま味

こんぶや削りガツオ、煮干しなどでとっただしを使って、うま味をきかせます。ただし、市販のだしのもとには食塩が含まれているものも多いので、使いすぎないようにしましょう。

2 香り

カレー粉、こしょう、ナツメグ、チリパウダーなどのスパイス、にんにく、ねぎ、しそなどの香味野菜を使って味にアクセントを。香ばしいごまやピーナッツもおすすめです。

3 酸味

酢やレモンで酸味を加えると、塩味が引き立つので、うす味のもの足りなさを補うことができます。柑橘《かんきつ》類を料理の仕上げに搾ったり、あえ物に酢を加えたりと、幅広く活用しましょう。

食塩1gってどのくらい？

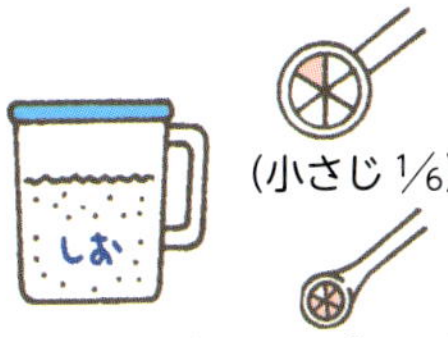

(小さじ 1/6)
(ミニスプーン 5/6)
食塩・精製塩 1g

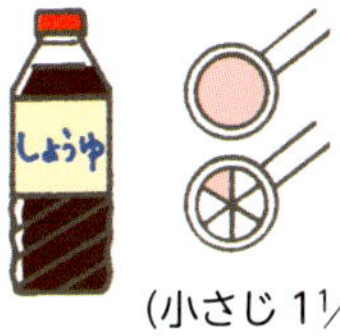

(小さじ 1 1/6)
濃い口しょうゆ 7g

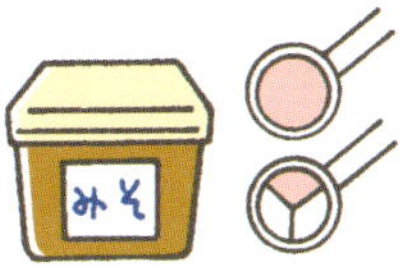

(小さじ 1 1/3)
みそ 8g

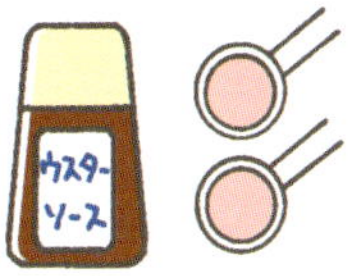

(小さじ 2)
ウスターソース 12g

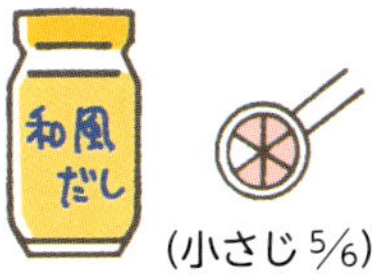

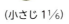

(小さじ 5/6)
顆粒和風だし 2.5g

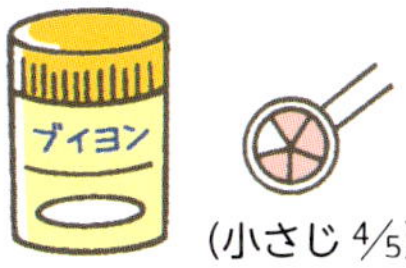

(小さじ 4/5)
顆粒ブイヨン 2.4g

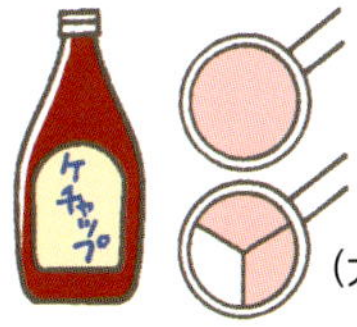

(大さじ 1 2/3)
トマトケチャップ 30g

うま味、香り、酸味で おいしく減塩

透析治療をしている人の食塩摂取量の目安は、一日6gです。この量を守った食事だと、最初は味気なく感じるかもしれませんが、食べているうちに慣れていくものです。少しずつ舌をうす味に慣れさせていきましょう。

食塩は、一日3食として、「1食2g未満」を目安に考えると、調整しやすくなります。減塩とおいしさを両立するには、うま味、香り、酸味をきかせるのがコツです。しっかりとっただしは、料理の風味を豊かにしてくれます。香辛料や香味野菜の香り、酢やレモンの酸味もじょうずに使って、味に変化をつけましょう。また、しょうゆやみそなどを減塩調味料にするのも、食塩の摂取量を減らす一つの方法です。

食塩を多く含む加工品はできるだけ控えましょう。ウインナやさつま揚げなどは一日1個以内にする、魚の干物はやめて生の魚を調理する、漬物の代わりに手作りの低塩ピクルスにするといったくふうも減塩に役立ちます。

リン・カリウムの摂取量に注意

過剰なリンは、骨をもろくする

腎不全になると、不要なミネラルを尿によって身体から排出することができなくなるため、リンやカリウムのとりすぎにも注意が必要です。

リンは、細胞を構成したり、エネルギーを作り出すさいに使われたりする物質です。身体に必要なミネラルの一つですが、腎機能が低下すると、体内にリンが過剰にたまり、高リン血症になります。高リン血症のリスクの一つは、骨がもろくなることです。リンにはカルシウムと結合する性質があり、過剰になったリンに対するカルシウムを確保するために、骨がとかされてしまうからです。高リン血症によって、骨の変形や関節痛、かゆみなどの症状が出ることもあります。

また、リンがカルシウムと結合して血管に蓄積すると、動脈硬化の原因にもなります。動脈硬化は、脳梗塞や心筋梗塞といった、命にかかわる病気のリスクを高めます。

肉や魚を多く食べると リンの摂取量も増加

リンは植物にはあまり含まれず、おもに動物の体に蓄積されています。そのため、肉や魚をたくさん食べれば、リンの摂取量も増えます。しかし、だからといって肉や魚を減らしすぎると、たんぱく質が不足してしまいます。肉や魚は、種類や部位によってリンの含有量に違いがあるので、食材の選び方が重要です。どの食材を選べばよいかわからない場合や迷った場合は、管理栄養士に相談しましょう。リンを控えるポイントについては、48ページも参照してください。

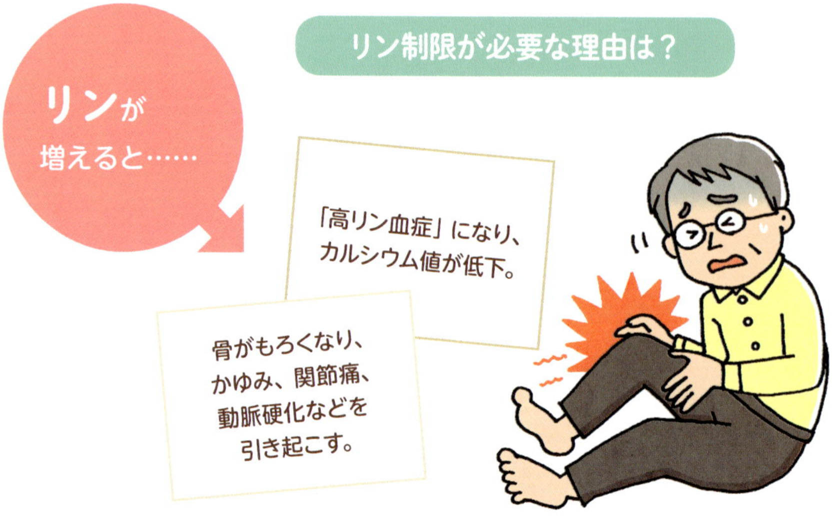
リン制限が必要な理由は？
リンが
増えると……
「高リン血症」になり、
カルシウム値が低下。
骨がもろくなり、
かゆみ、関節痛、
動脈硬化などを
引き起こす。

過剰なカリウムは、不整脈の原因に

透析治療中に、特に問題となるのがカリウムです。カリウムは筋肉の収縮に関係する栄養素で、過剰に身体にたまって高カリウム血症になると、筋肉がマヒします。最初は両手足のしびれ程度ですが、体内に蓄積する量がさらに多くなると、心臓の筋肉がマヒして不整脈を引き起こし、命にかかわることもあります。

カリウムはほとんどの食品に含まれている栄養素です。中でも、生野菜やくだものに特に多く含まれています。健康のためにと、生野菜やくだものをたくさんとることを心がけている人も多いと思いますが、腎不全の人の場合は、むしろ食べすぎないように注意が必要なのです。

カリウムは水にとけやすい性質をもっているため、調理のさいに水にさらしたりゆでたりすると、摂取するカリウムの量を減らすことができます。カリウムを控えるポイントについては64ページも参照してください。

食事療法と合わせて薬でコントロールも

エネルギーやたんぱく質の制限と比べて、リンやカリウムを制限するのは非常にむずかしいことです。食事に気をつけているのにどうしても過剰になってしまう場合もあるでしょう。食事療法と合わせて、薬によってコントロールしてもらうことも可能ですので、医師に相談してみてください。

カリウム制限が必要な理由は？

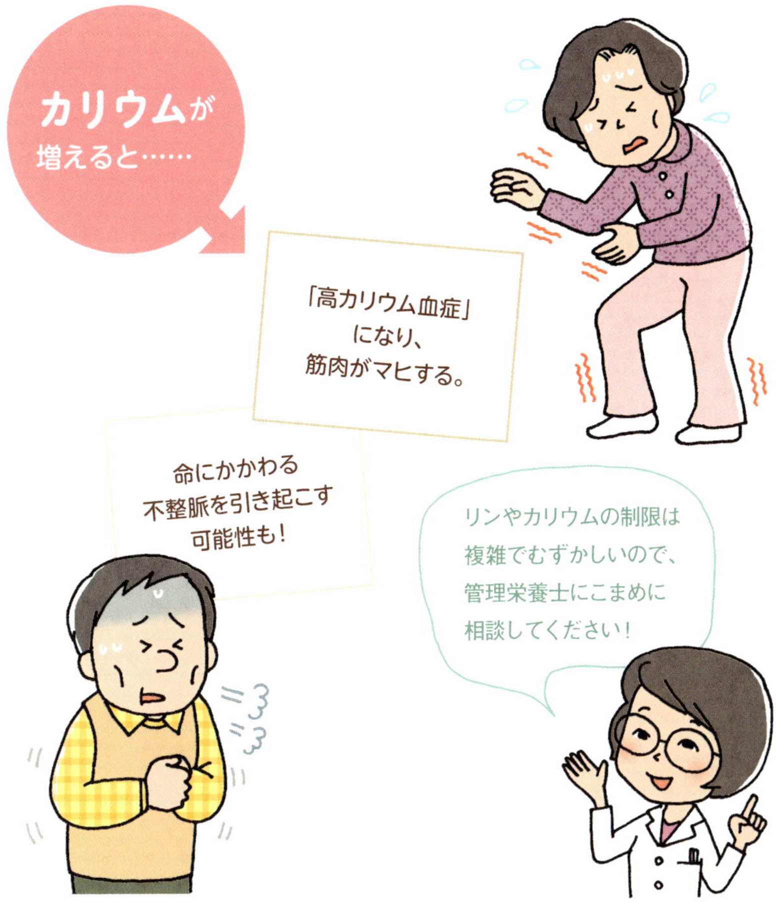
カリウムが増えると……
「高カリウム血症」になり、筋肉がマヒする。
命にかかわる不整脈を引き起こす可能性も！
リンやカリウムの制限は複雑でむずかしいので、管理栄養士にこまめに相談してください！

外食や中食のポイント

料理の選び方や食べ方をくふうして

食事療法を無理なく長続きさせるには、家族や友人と外食を楽しんだり、でき合いの総菜や冷凍食品といった「中食」を利用したりして、たまに息抜きすることもよいでしょう。

そのさい、たいせつなのは料理の選び方です。食塩やたんぱく質をとりすぎないように、メニューやパッケージに表示されている栄養成分をチェックすることを習慣づけてください。カリウムやリンのとりすぎを防ぐには、それぞれが多く含まれる食品を覚えておき、なるべく控えることがたいせつです（62～63ページ「リン含有量別分類表」、76～77ページ「カリウム含有量別分類表」を参照）。

外食や中食は味つけが濃く、肉や魚の量が意外に多いものです。減塩するためには、しょうゆやソースはかけずにつける、スープや汁物は味み程度にとどめる、よくかんでしっかり味わうなどのくふうが有効です。外食の場合、注文するときに、食塩の多いみそ汁や漬物を半量にしてもらったり断ったりするとよいでしょう。肉や魚の量は、この本のレシピを基準に考えてみてください。

避けたほうがよいメニュー

味の濃い丼物	食塩のとりすぎにつながりがち。定食にすれば、調味料の量を自分で調節できる。
めん類	汁に食塩が多い。食べる場合は汁を飲まず、めんと具のみを食べること。
乳製品や卵を使った料理	意外にたんぱく質が多いので要注意。リンの含有量も多め。

栄養成分表示で食塩の量をチェック！

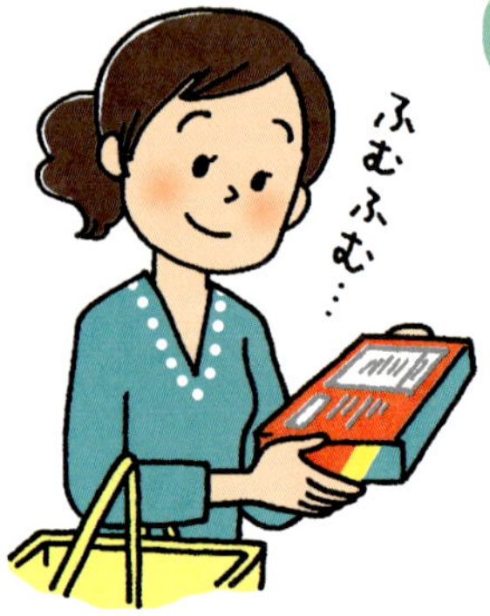

チーズ１個（15g）の栄養成分表示の例

エネルギー	51kcal
たんぱく質	3.4g
脂質	3.9g
炭水化物	0.2g
ナトリウム	165mg
<食塩相当量 0.42g>	
カルシウム	95mg

ナトリウムはg表記の場合もあるので要確認！（1g＝1000mg）

食塩相当量の表示がない場合は、右の計算式を使えば、ナトリウムの量から食塩の量を算出することができます。

ナトリウム量（mg）× 2.54 ÷ 1000
＝食塩相当量（g）

PART 2

透析治療中・腎移植後の献立バリエーション

透析治療中と腎移植後の食事に共通して必要なのは、
食塩を控え、たんぱく質の量を調整することです。
透析治療中の人は、それに加えて、
カリウムやリンの制限にもとり組むことになります。
各食事療法の栄養摂取量の目安にほぼ合うように調整した献立と、
献立のメインの料理と差しかえられる一品料理を紹介します。
食事の適切な量と、食塩を控えた味つけの参考にしてください。

透析治療中の食事のポイント！

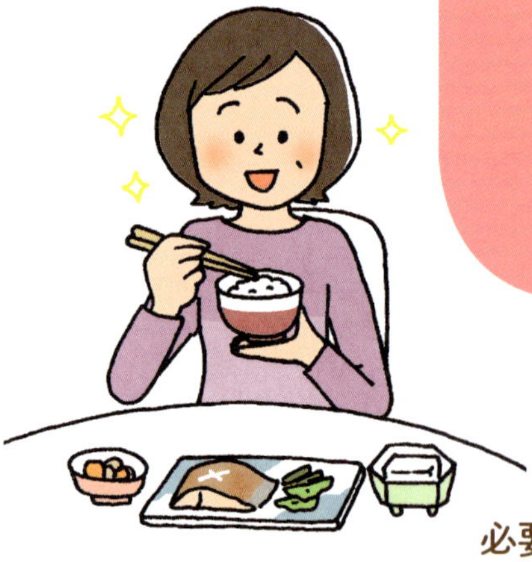

まずいちばんにとり組むべきは減塩！
必要なエネルギーはきちんととり、たんぱく質は適量を。

透析中の食事では、塩分制限が最優先です。食塩をとりすぎると、透析治療による身体への負担が重くなってしまいます。食塩は一日6g未満を目安に、うす味を心がけてください。汁物は一日1食にし、汁は通常の半量程度にするなどして減塩しましょう。

次に大事なことは、必要なエネルギーをきちんととることです。主食はたいせつなエネルギー源ですから、ごはんなら1食180g程度、パンなら1食80～90g程度を目安に、朝昼夕ともしっかり食べましょう。一日に摂取するべきエネルギー量は、標準体重（14ページ）によって違うので、小柄な人や女性は主食の量をやや少なくしてください。

たんぱく質は、とりすぎるとカリウムやリンの過剰摂取につながりやすいのですが、必要以上に減らさず、適切な量を食べることがたいせつです。肉や魚は、1食あたり60～80gを目安に食べましょう。外食ではたんぱく質が多くなりがちなので、食べすぎた日はほかの食事でたんぱく質を減らすなどの調整が必要です。

カリウムやリンについては、食事で制限しても数値が改善されないようなら、薬でコントロールすることもあります。

一日の栄養摂取量の目安

たんぱく質量については、標準体重60kgの場合の数値です。

	血液透析（週3回）をしている人	腹膜透析をしている人
エネルギー	1800kcal 標準体重1kgあたり30～35kcal	1800kcal 標準体重1kgあたり30～35kcal
食塩	6g未満	6g未満
たんぱく質	60g前後 標準体重1kgあたり0.9～1.2g	60g前後 標準体重1kgあたり0.9～1.2g
カリウム	2000mg以下	制限なし
リン	900mg以下	900mg以下

透析治療中の食事

朝食

主菜、副菜、主食の3品で栄養バランスのよい献立に。
豚肉をカリッと焼いたり、あえ物にからしの風味を加えたりして、
減塩とおいしさを両立します！

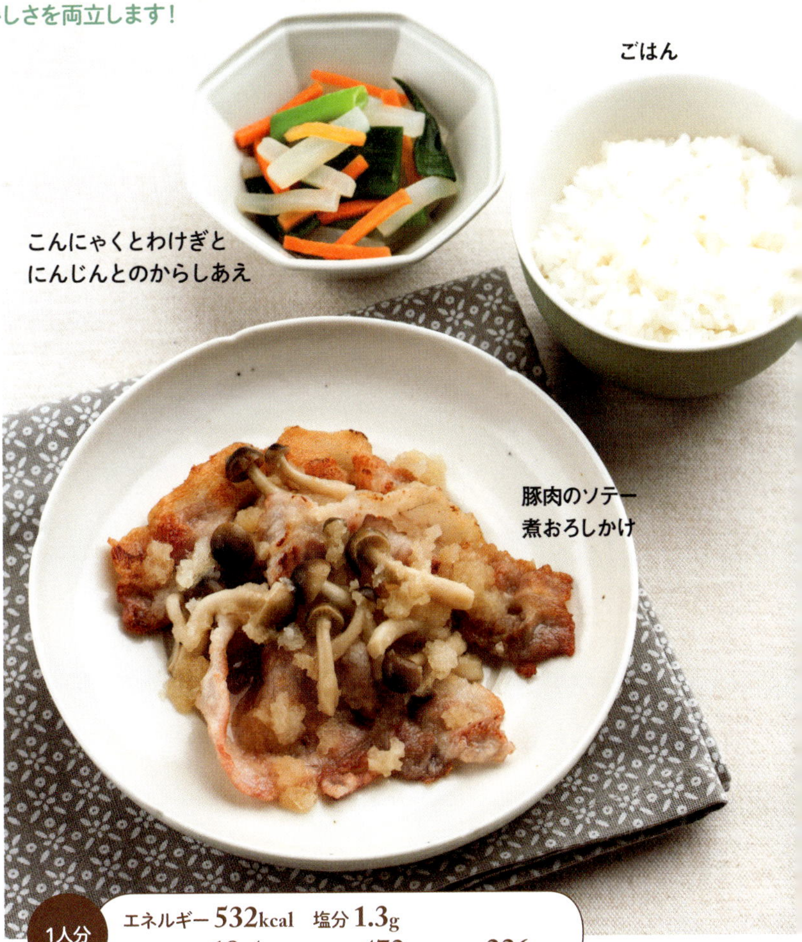
ごはん
こんにゃくとわけぎと
にんじんとのからしあえ
豚肉のソテー
煮おろしかけ

1人分 エネルギー 532kcal　塩分 1.3g
たんぱく質 18.4g　カリウム 473mg　リン 226mg

豚肉のソテー 煮おろしかけ

材料（1人分）

- 豚もも薄切り肉（しゃぶしゃぶ用）……3枚（60g）
- しょうがの搾り汁……小さじ1/3（2g）
- かたくり粉……小さじ2

油……大さじ1/2
しめじ……15g
大根……30g

ⓐ
- だし……1/4カップ
- しょうゆ……小さじ1/3
- みりん…小さじ1/2　塩…ミニスプーン1/4（0.3g）

作り方

1 しめじはほぐし、さっとゆでる。大根はすりおろし、汁けをきる。
2 豚肉にしょうが汁をまぶし、かたくり粉をはたく。フライパンに油を中火で熱して豚肉を焼き、皿に盛る。
3 2のフライパンにⓐを煮立て、1を加えてひと煮して、2にかける。

1人分
エネルギー 200kcal
塩分 0.7g　たんぱく質 13.1g
カリウム 310mg　リン 148mg

こんにゃくとわけぎとにんじんのからしあえ

材料（1人分）

こんにゃく（白）……50g
わけぎ……1本（30g）
にんじん……10g

ⓐ
- だし……大さじ2
- 砂糖……小さじ1　塩…ミニスプーン1/3（0.4g）

練りがらし……小さじ1/3

1人分
エネルギー 30kcal
塩分 0.6g　たんぱく質 0.8g
カリウム 111mg　リン 17mg

作り方

1 わけぎはゆでて冷水にとり、水けを絞って3cm長さに切る。
2 にんじんとこんにゃくは3cm長さの細切りにし、それぞれ下ゆでする。
3 小なべにⓐを合わせて2を加え、汁けがなくなるまで煮て、さます。
4 1、3を練りがらしであえる。

ごはん（180g）

1人分
エネルギー 302kcal
塩分 0g　たんぱく質 4.5g
カリウム 52mg　リン 61mg

朝食の主菜

サケの切り身、卵、納豆など、朝食に定番の食材を使った、
塩分控えめ、たんぱく質適量の主菜です。
23ページの「豚肉のソテー 煮おろしかけ」と差しかえて、
献立のバリエーションとして活用できます。

サケのねぎマヨ焼き

マヨネーズは調味料の中では塩分少なめです。
こくがプラスされてまろやかな味わいに。

材料（1人分）

- 生ザケ（切り身）……70g
- こしょう……少量
- 白ワイン……ミニスプーン2
- ねぎ……5g
- マヨネーズ……小さじ2
- レタス……10g

作り方

1 レタスはせん切りにして冷水にさらし、水けをきる。
2 サケにこしょう、ワインをからめ、魚焼きグリルで7～8分焼く。
3 ねぎはみじん切りにし、マヨネーズを混ぜる。
4 2に3をのせ、さらに1～2分焼く。
5 器に4を盛り、レタスを添える。

Point!

塩ザケは塩分が非常に多いので、使わないこと。かならず塩をふっていない生ザケを使いましょう。サケには、シロサケ、ギンザケ、大西洋サケ（アトランティックサーモン）、マスノスケ（キングサーモン）などいろいろな種類がありますが、栄養価にそれほど大きな違いはありません。

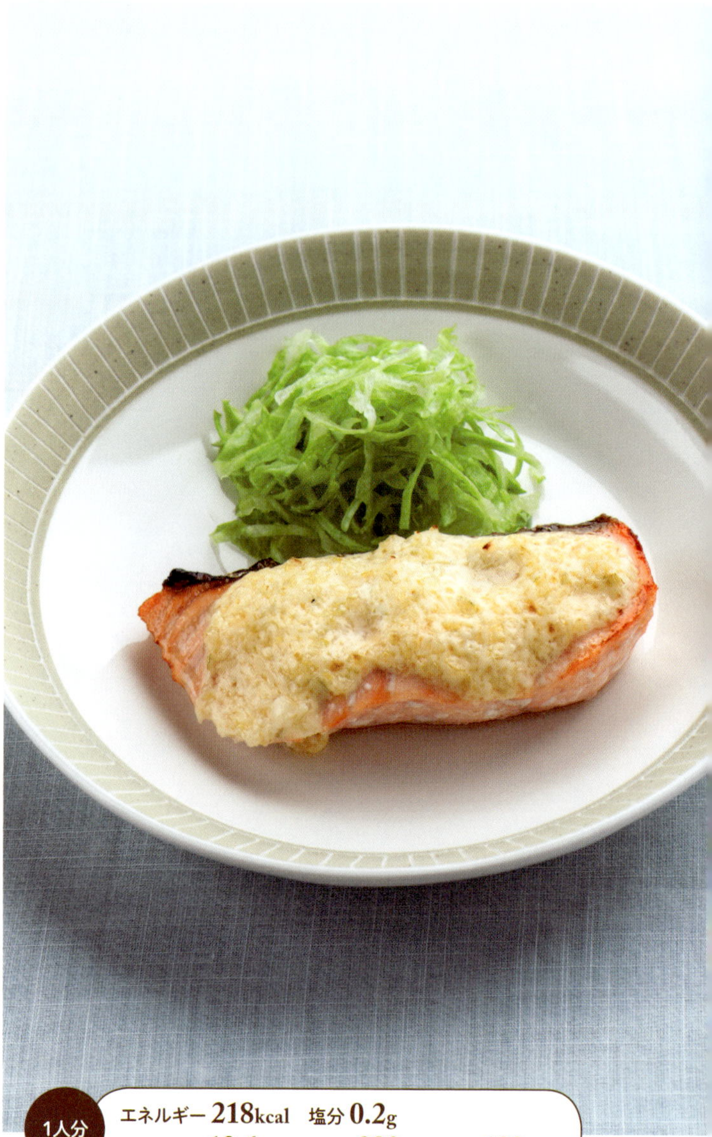

1人分 エネルギー 218kcal 塩分 0.2g
たんぱく質 13.6g カリウム 290mg リン 188mg

甘い卵焼き

1人分 エネルギー198kcal 塩分0.5g たんぱく質9.7g カリウム160mg リン146mg

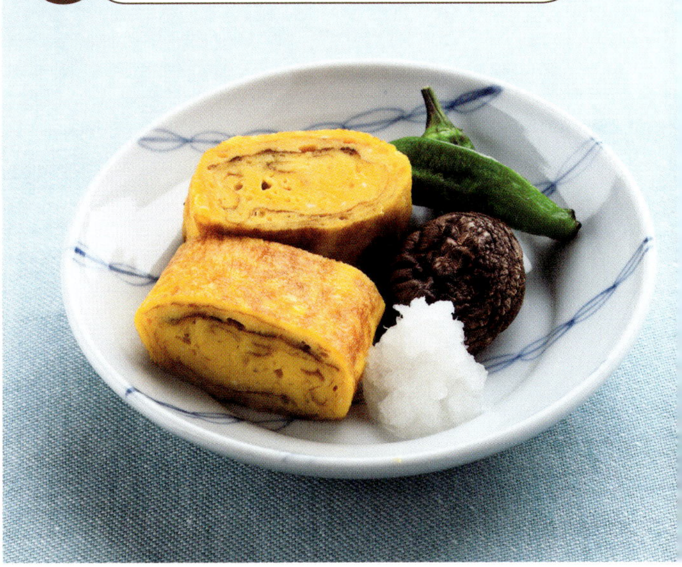

砂糖を多めに加えることでエネルギーアップ。
甘いけれど、意外にごはんとよく合います。

材料（作りやすい量、2人分）

- 卵……3個（150g）
- 砂糖……大さじ3
- 塩……ミニスプーン1/3強（0.5g）

油……大さじ1/2
大根……40g
ししとうがらし……4本（20g）
しいたけ……2個（30g）

作り方

1 卵はときほぐし、砂糖、塩を加え混ぜる。
2 卵焼き器を充分に熱して油をなじませ、1を数回に分けて流し入れ、卵焼きを焼く。
3 大根はすりおろし、ざるにあげて汁けをきる。ししとうは切り込みを入れ、しいたけは軸を除いて、それぞれグリルで焼く。
4 2を切り分けて器に盛り、3を添える。

納豆オムレツ

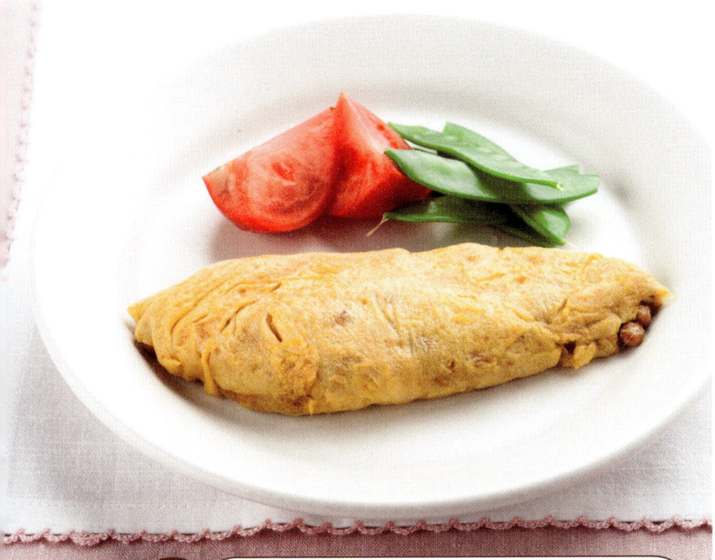

1人分 エネルギー195kcal 塩分0.6g たんぱく質10.4g カリウム295mg リン150mg

カリウムが多い納豆は少なめに。
朝食にぴったりの一品です。

材料（1人分）

- 卵……1個（50g）
- 納豆……1/2パック（20g）
- しょうゆ……小さじ1/2
- 砂糖……小さじ1

オリーブ油……大さじ1/2
トマト……30g
さやえんどう……5枚（15g）

作り方

1 卵はときほぐし、納豆、しょうゆ、砂糖を加え混ぜる。
2 フライパンにオリーブ油を中火で熱し、1を流し入れ形を整えて焼く。
3 さやえんどうは筋を除いてゆでる。
4 器に2を盛り、トマト、さやえんどうを添える。

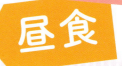

昼食

主菜と主食を兼ねた一品料理が主役の献立です。
副菜には酸味をきかせ、スープの汁は少なめにして、
塩分を控えています。

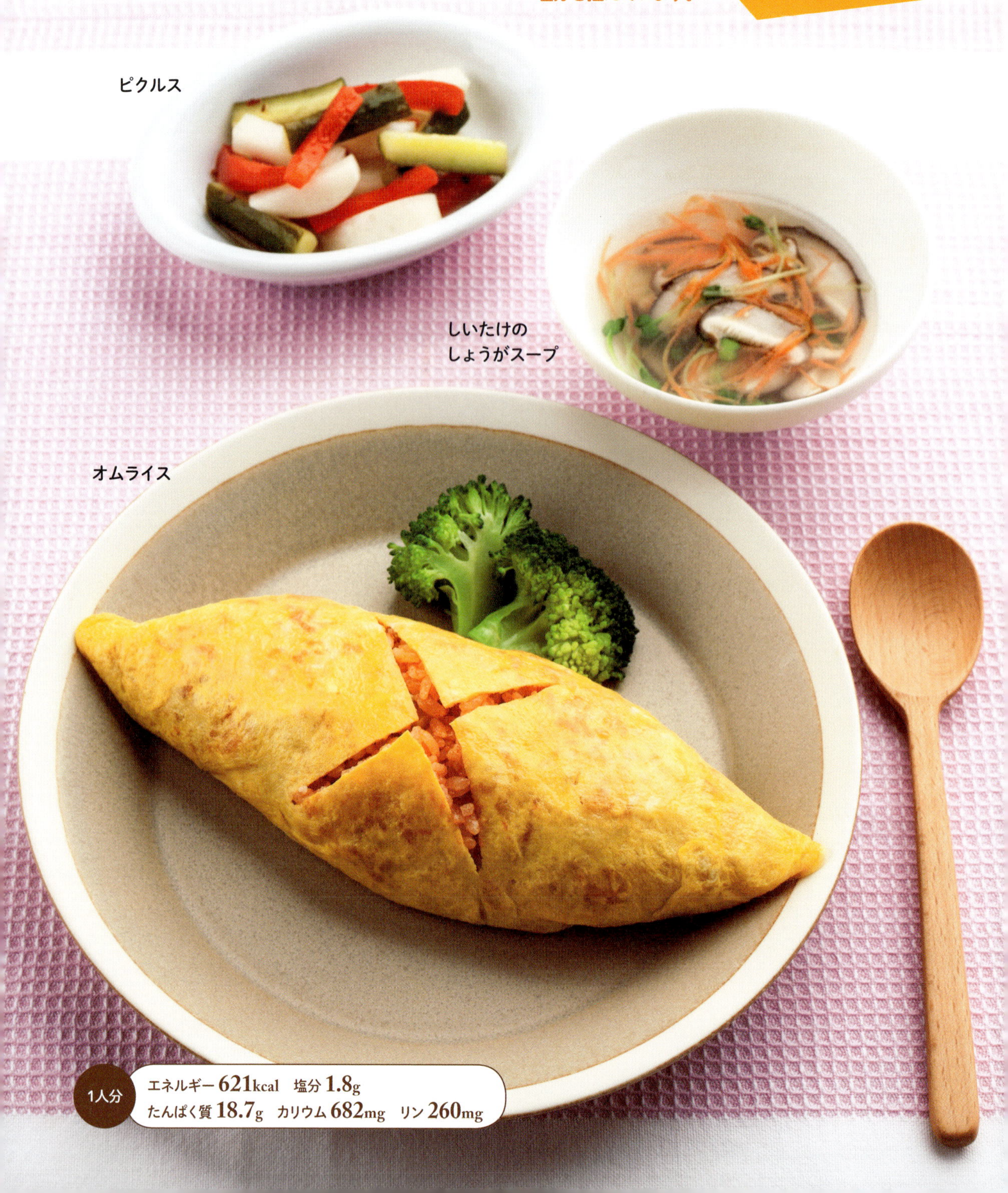
ピクルス
しいたけの
しょうがスープ
オムライス

1人分
エネルギー 621kcal　塩分 1.8g
たんぱく質 18.7g　カリウム 682mg　リン 260mg

しいたけのしょうがスープ

材料(1人分)

しいたけ……1個(15g)
おろししょうが……小さじ1/2(3g)
にんじん……5g
貝割れ菜……3g
湯……75mℓ
固形ブイヨン……1/4個(1g)
こしょう……少量

作り方

1 しいたけは軸を除いて薄切りにする。
2 にんじんはせん切り、貝割れ菜は半分に切り、それぞれゆでる。
3 なべに湯と固形ブイヨンを入れて煮立てる。1、2、しょうがを入れてひと煮し、こしょうをふる。

1人分
エネルギー 10kcal
塩分 0.5g　たんぱく質 0.7g
カリウム 63mg　リン 18mg

ピクルス

材料(作りやすい量、5人分)

かぶ……2個(140g)
きゅうり……1本(100g)
赤パプリカ……2/3個(100g)
ⓐ
- 酢……1/4カップ
- 塩……ミニスプーン1/6(0.2g)
- 砂糖……大さじ1(9g)
- ロリエ……1/4枚
- 粒黒こしょう……少量
- 赤とうがらし……少量

作り方

1 かぶ、きゅうり、赤パプリカは3cm長さ、7mm角の棒状に切り、ゆでる。
2 密閉容器やジッパー付きの密閉袋にⓐを合わせ、1を加えて漬け込む。30分ほど置いてから食べる。
※保存は冷蔵庫で1週間程度が目安です。

1人分
エネルギー 16kcal
塩分 微量　たんぱく質 0.5g
カリウム 145mg　リン 18mg

オムライス

材料(1人分)

ごはん……180g
鶏ひき肉……30g
玉ねぎ・セロリ……各20g
油……小さじ1/2
ケチャップ……大さじ1 1/2
こしょう……少量
- 卵……1個(50g)
- 塩……ミニスプーン1/6(0.2g)
- こしょう……少量
- 油……大さじ1/2

ブロッコリー……小房2個(20g)

作り方

1 玉ねぎ、セロリは5mm角に切る。
2 フライパンに油を中火で熱し、鶏ひき肉、1をいためる。ケチャップとこしょうを加え、ごはんも加えていため合わせる。
3 卵はときほぐし、塩、こしょうを加え混ぜる。
4 フライパンを洗って油を熱し、卵液を流し入れる。2をのせて包み込み、形を整えて器に盛る。
5 ブロッコリーをゆでて4に添える。

1人分
エネルギー 595kcal
塩分 1.3g　たんぱく質 17.5g
カリウム 474mg　リン 224mg

Point!

ごはんに対して卵が少なめなので、フライパンの上で成形するのがむずかしければ、いためたごはんを成形して器に盛り、薄く焼いた卵で包むとよいでしょう。

Check!

しょうがの風味がきいたスープは献立のアクセントになりますが、より簡単にすませたい場合は、スープを省いてもよいでしょう。2品でも栄養バランスはとれます。

ピクルスの材料には、カリウムが少なめの野菜を使っています。好みで大根、みょうがなどに代えてもOKです。

昼食のどんぶり・めん

外食だと食塩のとりすぎになりがちな
丼物やめんも、手作りすれば健康的な一品に。
副菜や汁物を組み合わせれば、
昼食献立の完成です。

豆腐照り焼き丼

甘辛味のたれでごはんが進みます。
野菜もたっぷりとれるので、
一品で栄養バランスばっちり！

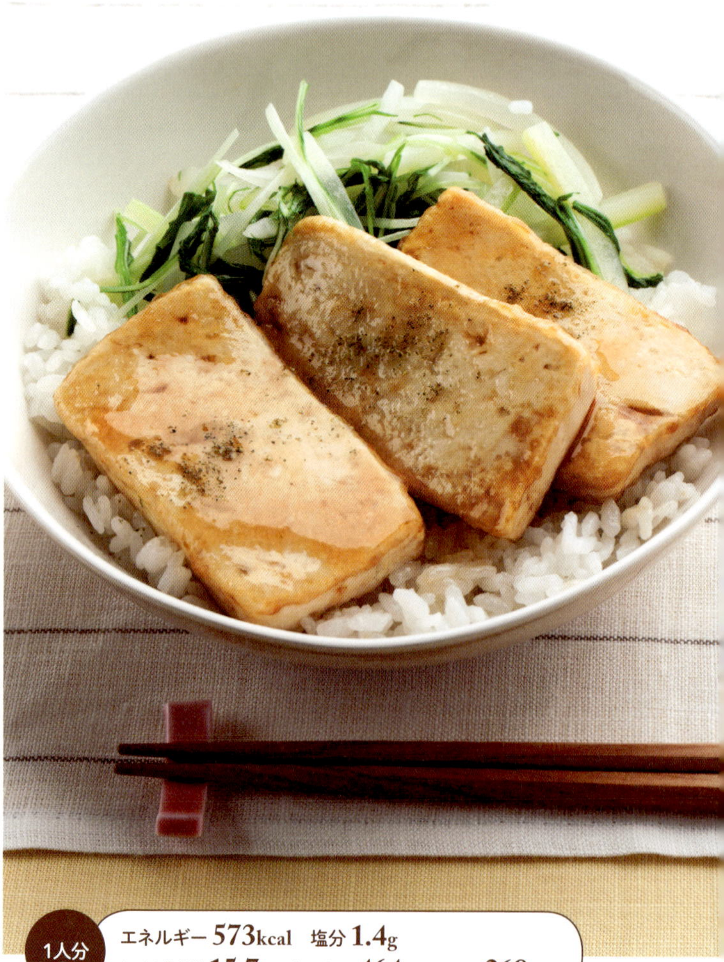

材料（1人分）

- ごはん……180g
- もめん豆腐……½丁（150g）
- かたくり粉……大さじ1
- 油……大さじ½
- ⓐ だし……大さじ2
- ⓐ しょうゆ……小さじ1
- ⓐ 砂糖……小さじ2
- 玉ねぎ……20g
- セロリ……10g
- 水菜……30g
- ごま油……小さじ1
- 塩……ミニスプーン¼（0.3g）
- 粉ざんしょう……少量

作り方

1 豆腐は1cm幅に切り、ペーパータオルにはさんで水けをふく。
2 玉ねぎ、セロリは細切りにし、水菜は3〜4cm長さに切る。それぞれさっとゆで、軽く水けを絞る。
3 フライパンにごま油を中火で熱し、2をさっといため、塩で調味してとり出す。
4 3のフライパンに油を中火で熱し、1にかたくり粉をまぶしてソテーする。ⓐを合わせて加え、からめる。
5 器にごはんを盛って3と4をのせ、フライパンに残ったたれをかけ、粉ざんしょうをふる。

1人分　エネルギー 573kcal　塩分 1.4g　たんぱく質 15.7g　カリウム 464mg　リン 268mg

1人分 エネルギー474kcal 塩分0.9g たんぱく質17.5g カリウム417mg リン140mg

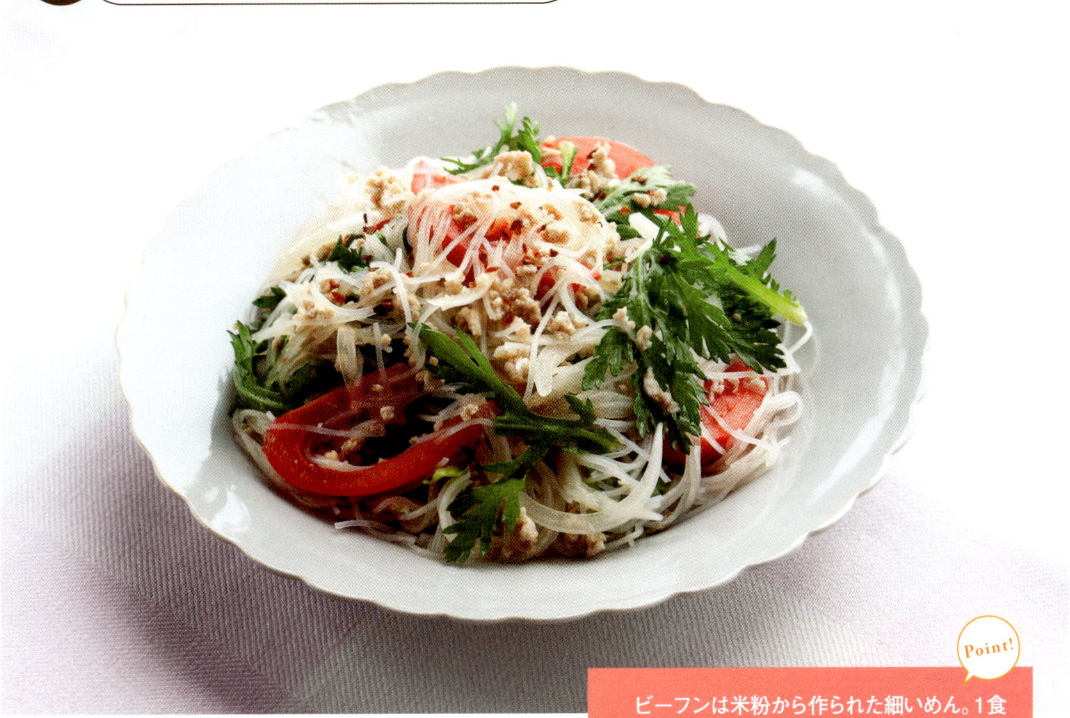

Point!

ビーフンは米粉から作られた細いめん。1食分で比べると、ごはんよりもリンやカリウムが少なめですが、エネルギーもやや少ないので、献立の組み合わせで調整しましょう。

中国風あえビーフン

酸味のきいたたれであえたビーフンは、サラダ感覚でさっぱりと食べられます。春菊の香りがアクセントになります。好みで香菜《しゃんつぁい》に代えてもよいでしょう。

材料（1人分）

- ビーフン（乾）……60g
- 鶏ひき肉……70g
- 玉ねぎ……20g
- トマト……1/4個（50g）
- 春菊……20g
- ⓐ
  - 酢……大さじ2
  - 砂糖……大さじ1
  - 塩……ミニスプーン2/3（0.8g）
  - ごま油……大さじ1/2
  - 赤とうがらし（種を除いて刻んだもの）……少量
  - こしょう……少量

作り方

1. 玉ねぎは薄切りにし、水によくさらして水けをきる。トマトは5㎜幅のくし形に、春菊は葉先を摘む。
2. ビーフンはゆでて、食べやすい長さに切り、ボールに入れる。
3. なべに鶏ひき肉を入れ、水大さじ2（分量外）を加えてほぐしてからいりつけ、火を通す。
4. 2に1、3、ⓐを加え、よくあえる。

透析治療中の食事

夕食

主菜は、魚の脂とごまの風味で食べごたえしっかり。
副菜2品も、いろいろな食感や風味が楽しめて、
バラエティー豊かな献立です。

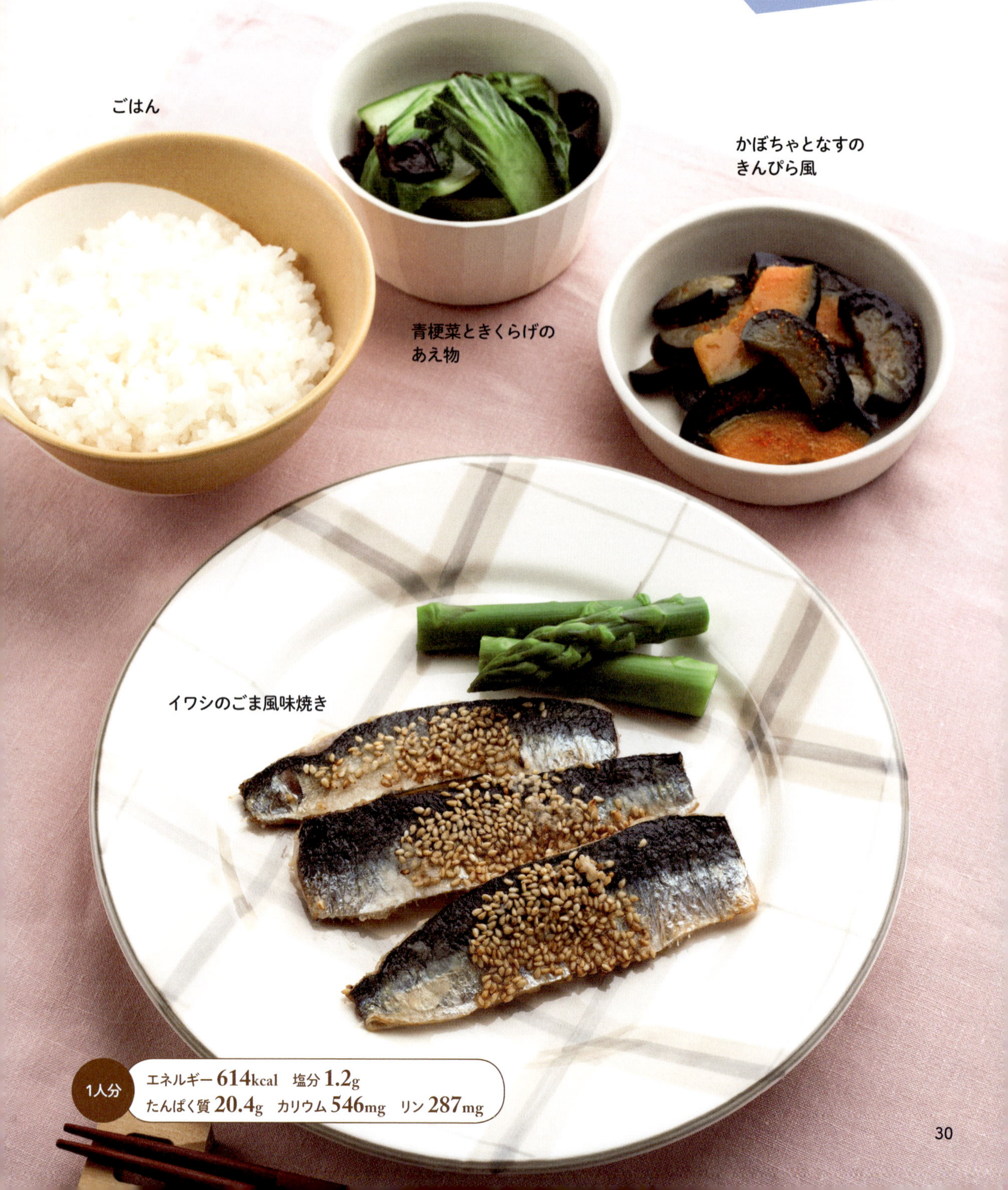
ごはん
青梗菜ときくらげの
あえ物
かぼちゃとなすの
きんぴら風
イワシのごま風味焼き

1人分
エネルギー 614kcal　塩分 1.2g
たんぱく質 20.4g　カリウム 546mg　リン 287mg

かぼちゃとなすのきんぴら風

材料（1人分）

かぼちゃ……10g
なす……½本（40g）
ごま油……小さじ1
ⓐ だし……大さじ2
ⓐ 砂糖……小さじ1
ⓐ しょうゆ……小さじ½
七味とうがらし……少量

作り方

1 かぼちゃは5㎜厚さに、なすは縦半分に切ってから5㎜幅の斜め切りにし、それぞれゆでる。
2 フライパンにごま油を中火で熱し、1をいためる。油がなじんだらⓐを加え、汁けがなくなるまでいため、七味とうがらしをふる。

1人分
エネルギー 68kcal
塩分 0.5g　たんぱく質 0.9g
カリウム 148mg　リン 24mg

ごはん（180g）

1人分
エネルギー 302kcal
塩分 0g　たんぱく質 4.5g
カリウム 52mg　リン 61mg

青梗菜ときくらげのあえ物

材料（1人分）

青梗菜……½株（40g）
きくらげ（乾）……1g
ⓐ ごま油……小さじ½
ⓐ オイスターソース……ミニスプーン1（1.2g）
ⓐ 酢……小さじ½強
ⓐ こしょう……少量

作り方

1 青梗菜は食べやすい大きさに切り、ゆでる。
2 きくらげは水でもどして小さく切り、ゆでる。
3 1、2を合わせ、ⓐを加えてあえる。

1人分
エネルギー 26kcal
塩分 0.2g　たんぱく質 0.5g
カリウム 86mg　リン 12mg

イワシのごま風味焼き

材料（1人分）

イワシ（三枚おろしにしたもの）……1½尾分（70g）
ⓐ しょうゆ……小さじ⅓
ⓐ 酒……小さじ1
ⓐ しょうがの搾り汁……小さじ⅓（2g）
いり白ごま……小さじ1
かたくり粉……小さじ2
油……大さじ½
グリーンアスパラガス……1本（20g）

作り方

1 イワシは腹骨をすきとり、ⓐをからめて下味をつける。ごまをふり、かたくり粉をはたきつける。
2 フライパンに油を中火で熱し、1をソテーする。
3 アスパラガスは食べやすい大きさに切り、ゆでる。
4 器に2と3を盛り合わせる。

1人分
エネルギー 218kcal
塩分 0.5g　たんぱく質 14.5g
カリウム 260mg　リン 190mg

Check!

ごま100gにはリンが560mgも含まれていますが、一食分に使う量を小さじ1杯（2g）程度にとどめれば、リンの含有量は約11mgとそれほど多くはありません。ごまは香りがよく、こくもあるので、少量を効果的に使えば料理に変化をつけることができて、減塩にも役立ちます。

透析治療中の食事

夕食の主菜

ハーブの香りをきかせたり、しっかりと下味をつけたりすると、
魚や肉の量が少なめでも、満足感が得られます。
塩分も控えめで、腎臓にやさしい主菜です。

カレイのハーブ煮

**オリーブ油、にんにく、ハーブの香りで
洋風に仕上げ、塩分控えめです。
カレイの身がふんわりとやわらかい。**

材料（1人分）

カレイ（骨と皮、卵を除いて）…………………70g
にんにくのみじん切り………………小さじ1/4（1g）
オリーブ油…………………………………大さじ1/2
大根………………………………………………20g
赤パプリカ………………………………………20g
ⓐ ディル（乾）・パセリ（乾）・こしょう……各少量
ⓐ 塩……………………………………ミニスプーン1/2（0.6g）
ⓐ 湯………………………………………………1/4カップ

作り方

1 大根、赤パプリカは細切りにし、ゆでる。
2 フライパンにオリーブ油とにんにくを入れて熱し、カレイを焼く。
3 カレイの表面にこんがりと焼き目がついたら、1、ⓐを加え、ふたをして12〜13分煮て火を通す。

Point!

カレイは切り身から包丁で身をそいで使います。魚卵には一般にリンが多めなので、卵のないものを選ぶか、卵を除いて使うようにしましょう。

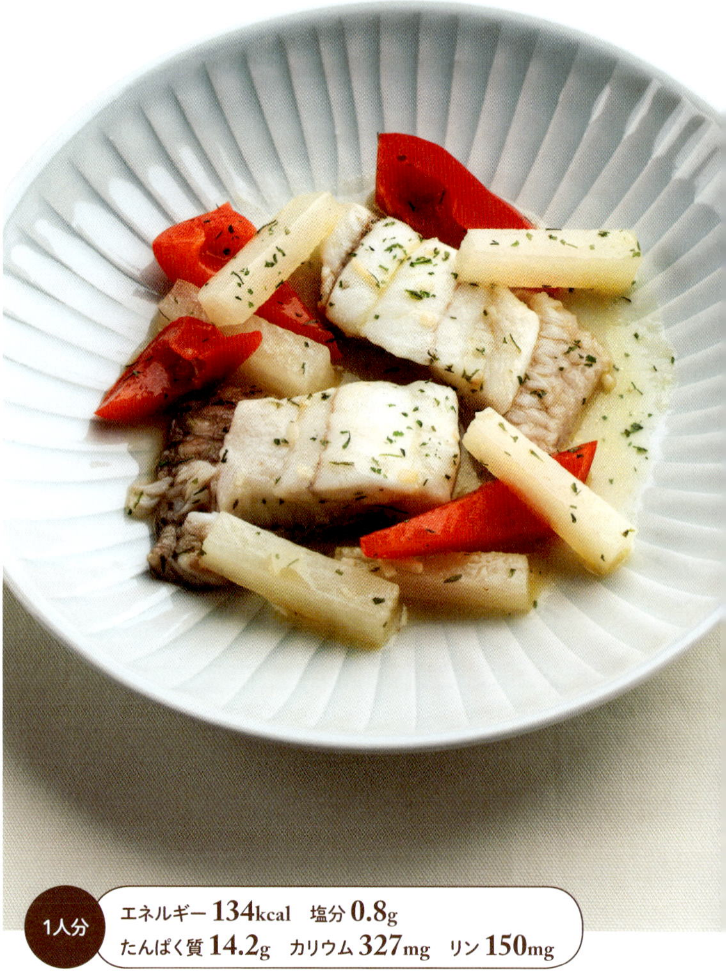

1人分　エネルギー134kcal　塩分0.8g
たんぱく質14.2g　カリウム327mg　リン150mg

1人分　エネルギー 225kcal　塩分 0.6g
たんぱく質 12.9g　カリウム 298mg　リン 118mg

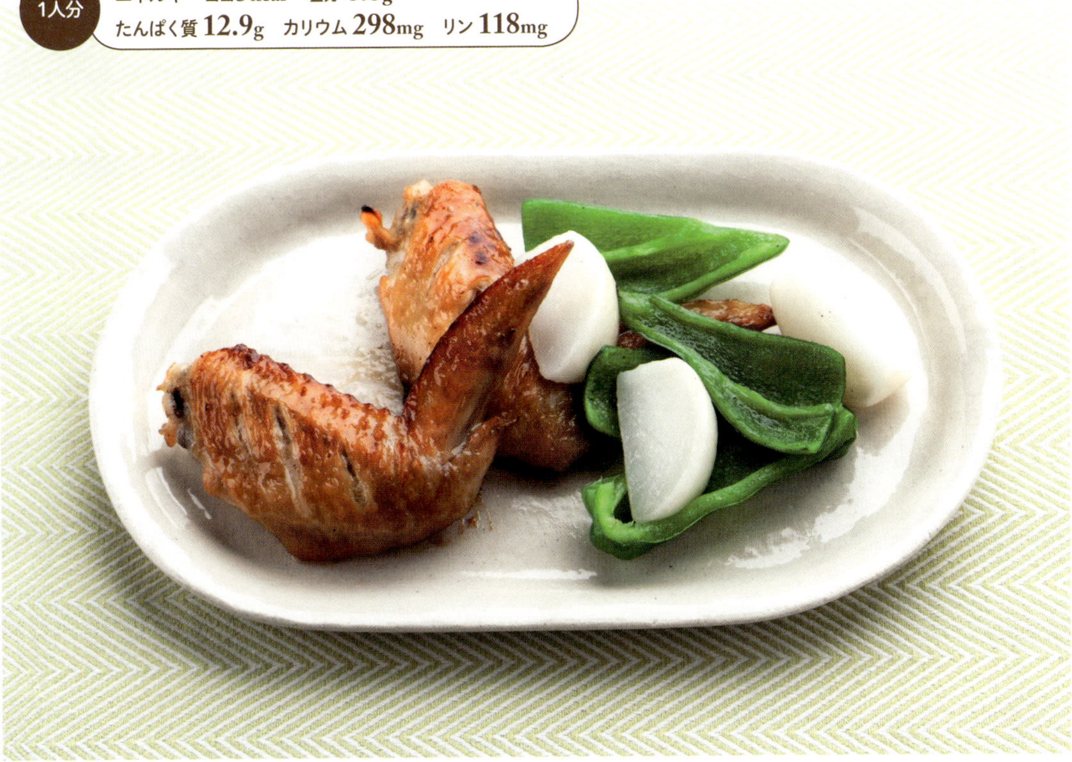

鶏手羽の中国風グリル

調味料の分量は多くはありませんが、しっかりと味をしみ込ませることでおいしさアップ。
グリルで焼いて、皮目をパリッと仕上げましょう。

材料（1人分）

手羽先……2本（骨つきで120g、正味70g）
ⓐ
- おろしにんにく……小さじ1/6（1g）
- 砂糖……小さじ1
- しょうゆ……小さじ1/3
- オイスターソース……小さじ1/6（1g）
- ごま油……小さじ1
- こしょう……少量

かぶ……1/2個（35g）
ピーマン……1個（30g）

作り方

1 手羽先に切り目を入れてⓐをもみ込み、20分おく。
2 1をグリルの中火で8～10分、こんがりと焼いて火を通す。
3 かぶ、ピーマンは一口大に切って、ゆでる。
4 器に2を盛り、3を添える。

Point!
調味料をもみ込む前に肉に切り目を入れること、少し長めに時間をおくことが、味をしっかりとしみ込ませるポイントです。

腎移植後の食事のポイント！

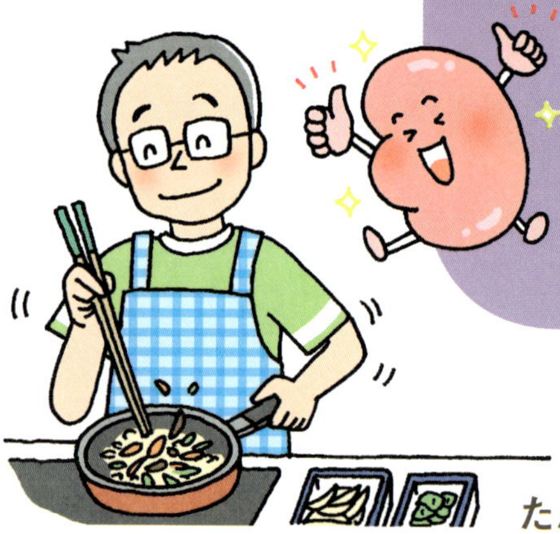

たんぱく質はやや控え、引き続き減塩を心がけて、1つしかない健康な腎臓をいたわりましょう。

腎移植後は透析の必要がなくなり、なにをどれだけ食べてもよいと考えてしまいがちです。しかし、本来2つあるべき健康な腎臓が1つしかないのですから、引き続き食事に気を配り、腎臓に負担をかけないようにすることはとても重要です。軽度の慢性腎臓病（CKD）の人と同程度のゆるやかな食事制限をおすすめします。移植のために腎臓を提供した人も、腎臓が1つに減ったことで、腎機能が低下すると考えられます。腎臓をいたわるために、食塩とたんぱく質を控えましょう。

具体的な目安は下の表のとおりです。食塩は引き続き一日6g未満に控え、たんぱく質は一日50g前後を目安にとりましょう。過剰なたんぱく質は、腎臓にとって負担になります。カリウム制限の数値は透析治療中と同じですが、ゆるやかに考えてよいでしょう。野菜やくだものを食べてビタミンや食物繊維をとることがたいせつです。

また、腎移植後は、免疫抑制剤の副作用で脂質異常症（血液中のコレステロールや中性脂肪が過剰になる病気）になりやすい傾向があります。極端に脂質を減らす必要はありませんが、この本を参考に栄養バランスのよい食事を心がけてください。

一日の栄養摂取量の目安

たんぱく質量については、標準体重60kgの場合の数値です。

	健康な人(50～69歳男性の場合)	腎移植後の人
エネルギー	2100～2800kcal	1800kcal 標準体重1kgあたり30～35kcal
食塩	8g未満	6g未満
たんぱく質	60g	50g前後 標準体重1kgあたり0.8～1.0g
カリウム	2500mg	2000mg以下
リン	1000mg	たんぱく質制限により自然に減少

腎移植後の食事

朝食

主菜は缶詰めを利用して手軽に作れるスープ煮。
クロワッサンは、パンの中ではたんぱく質が少なめで、
エネルギーをしっかりとれるのでおすすめです。

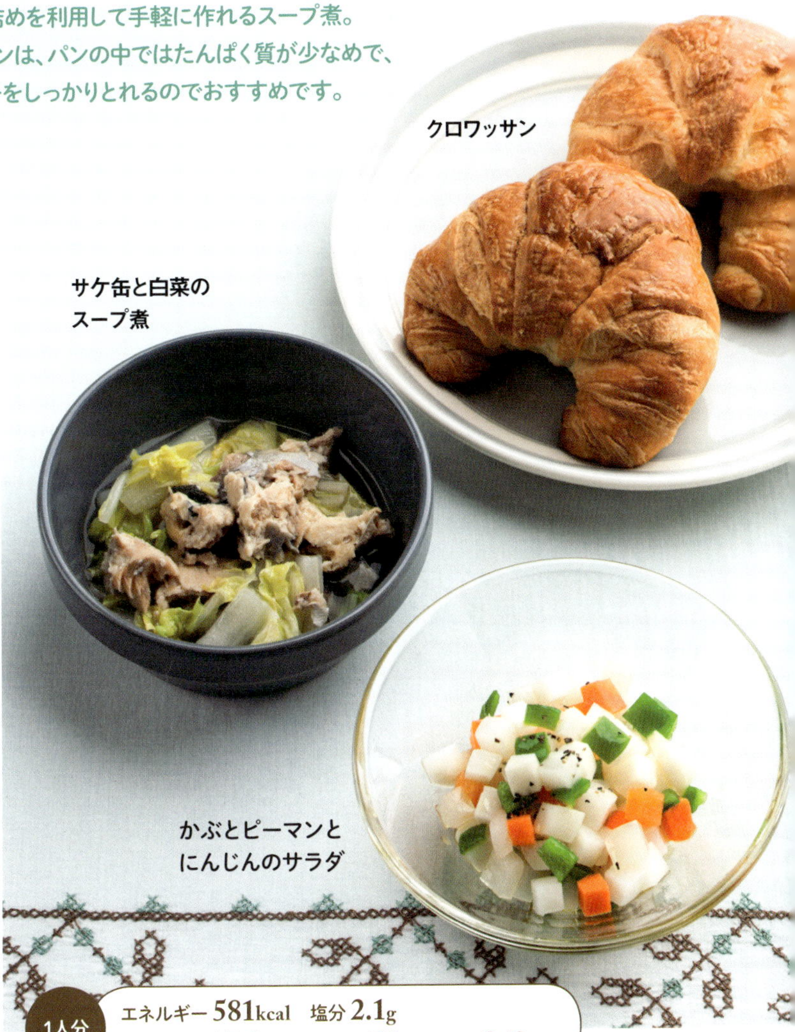
クロワッサン
サケ缶と白菜の
スープ煮
かぶとピーマンと
にんじんのサラダ

1人分 エネルギー 581kcal　塩分 2.1g　たんぱく質 17.8g　カリウム 430mg　リン 240mg

サケ缶と白菜のスープ煮

材料（1人分）

- サケ水煮缶詰め……50g
- 白菜……1/3枚（50g）
- オリーブ油……小さじ1
- ⓐ ロリエ……1/4枚
- ⓐ タイム（乾）……少量
- ⓐ 湯……1/4カップ
- 塩……ミニスプーン1/4（0.3g）
- こしょう……少量

作り方

1. 白菜は2cm角に切り、ゆでて軽く水けを絞る。
2. なべにオリーブ油を中火で熱し、白菜をいためる。
3. 油がなじんだら、サケ缶、ⓐを加えてひと煮立ちさせ、塩とこしょうで調味する。

1人分 エネルギー 128kcal　塩分 0.6g　たんぱく質 11.0g　カリウム 206mg　リン 167mg

かぶとピーマンとにんじんのサラダ

材料（1人分）

- かぶ……1/2個（40g）
- ピーマン・にんじん……各10g
- 玉ねぎ……20g
- ⓐ オリーブ油……小さじ2
- ⓐ 酢……小さじ1
- ⓐ 塩……ミニスプーン1/3強（0.5g）
- ⓐ あらびき黒こしょう……少量

作り方

1. 野菜はすべて7～8mm角に切り、さっとゆでる。
2. ⓐを混ぜ合わせ、1の野菜を加えてあえる。

1人分 エネルギー 95kcal　塩分 0.5g　たんぱく質 0.5g　カリウム 152mg　リン 19mg

クロワッサン（2個80g）

1人分 エネルギー 358kcal　塩分 1.0g　たんぱく質 6.3g　カリウム 72mg　リン 54mg

朝食の主菜

ごはんにもパンにも合う主菜を3品ご紹介します。
朝食の主菜の場合、肉の量はやや少なめに。
卵は1個（50g）が1食分の目安です。

玉ねぎの
そぼろあんかけ

そぼろあんはしょうがの香りで減塩。
玉ねぎを輪切りのままこんがりとソテーすると、
香ばしさと甘味が増して主役級のおいしさ。

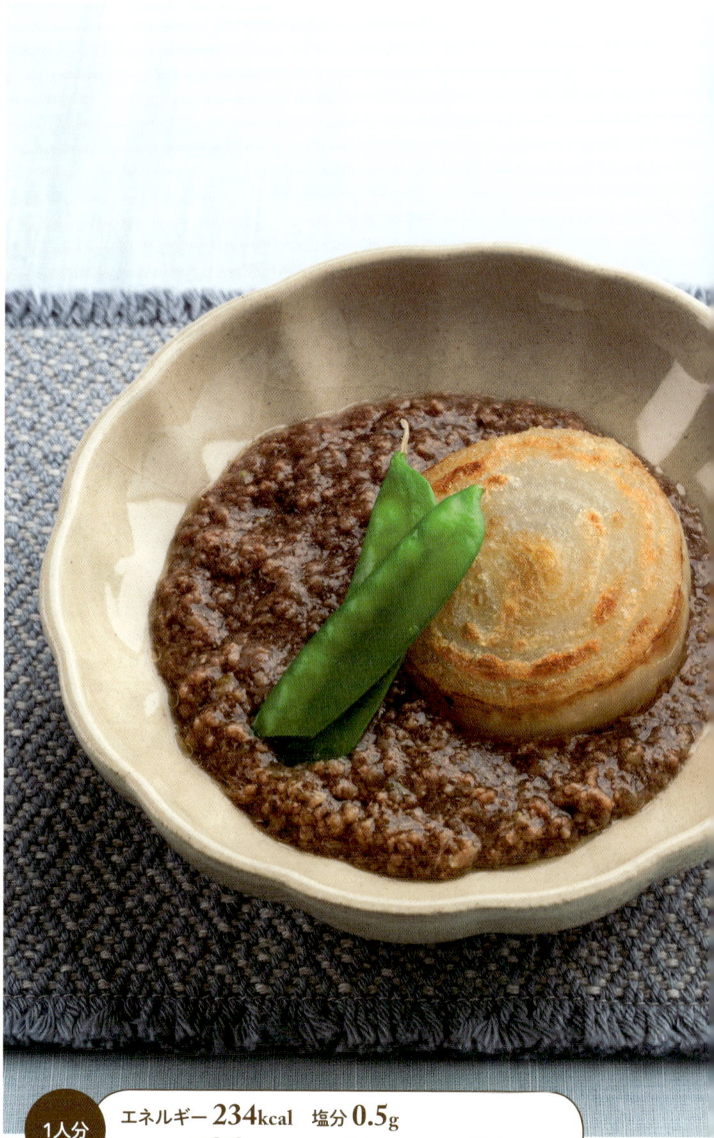

材料（1人分）

	玉ねぎの輪切り	50g
	かたくり粉	小さじ2
	ごま油	小さじ1
ⓐ	牛ひき肉	50g
ⓐ	ねぎのみじん切り	大さじ½強（5g）
ⓐ	しょうがの搾り汁	小さじ⅓（2g）
ⓑ	水	¼カップ
ⓑ	砂糖	小さじ1
ⓑ	しょうゆ	小さじ½
ⓑ	かたくり粉	小さじ1
	さやえんどう	2枚（3g）

作り方

1 玉ねぎは輪切りのまま、さっとゆでる。よく水けをふいて、広い面にかたくり粉をはたきつける。
2 フライパンにごま油を中火で熱し、1を両面こんがりとソテーする。
3 小なべにⓐを入れていりつけ、火を通す。火から下ろし、ⓑを加えて混ぜる。再び火にかけ、混ぜながらひと煮立ちさせてとろみをつける。
4 さやえんどうは筋を除いてゆでる。
5 器に3のあんを敷き、2をのせ、4を添える。

1人分 エネルギー 234kcal　塩分 0.5g　たんぱく質 9.3g　カリウム 211mg　リン 73mg

豚肉とくず切りのしゃぶしゃぶ仕立て

1人分 エネルギー 261kcal 塩分 0.5g たんぱく質 10.0g カリウム 200mg リン 79mg

くず切りで料理をボリュームアップ！
カリウムが少ない食材なので安心です。

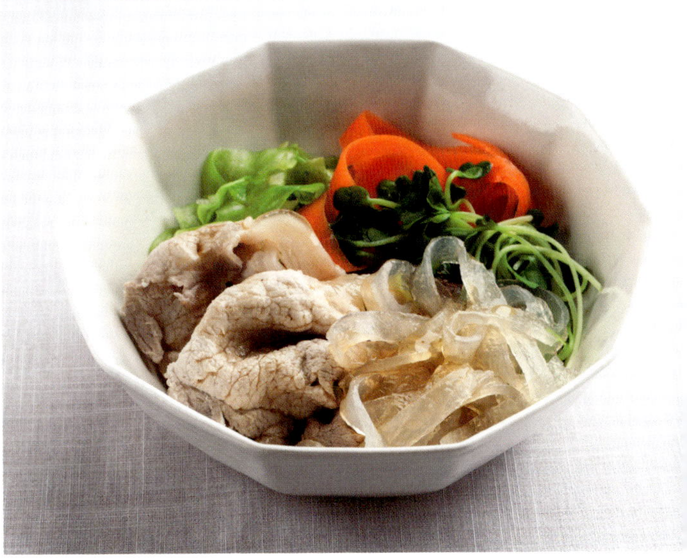

材料（1人分）

豚ロース薄切り肉（しゃぶしゃぶ用）	50g
レタス	1枚（40g）
貝割れ菜・にんじん	各10g
くず切り（乾）	10g
ⓐ ごま油・だし	各小さじ2
ⓐ 砂糖	小さじ1
ⓐ しょうゆ	小さじ1/2
ⓐ こしょう	少量

作り方

1 レタスは5mm幅に切る。貝割れ菜は根を切り除く。にんじんは薄切りにする。
2 1をゆでて、湯をしっかりときる。
3 新しく湯を煮立ててくず切りをゆで、とり出して食べやすい長さに切る。残った湯で豚肉をゆでる。
4 器に2と3を盛り合わせ、ⓐを混ぜ合わせてかける。

目玉焼きのピザ風

リンが多めのチーズも少量ならOK！
チーズの塩分があるので、塩はごく少量に。

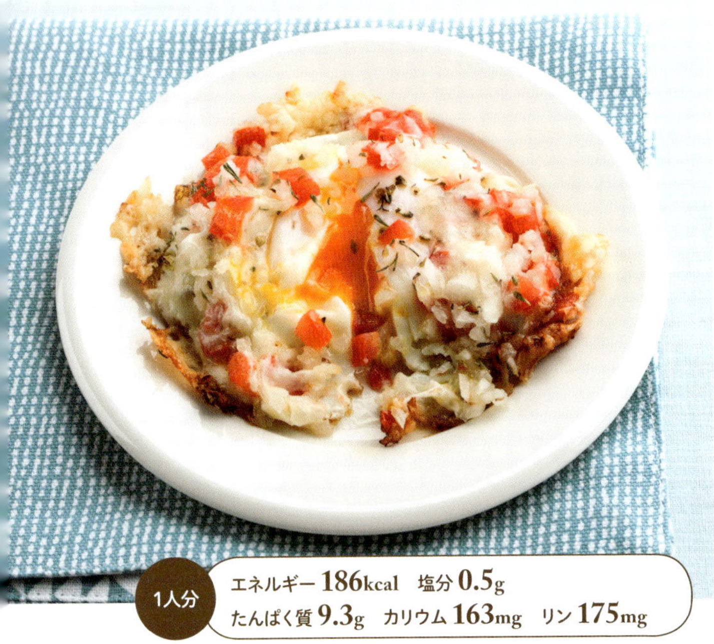

1人分 エネルギー 186kcal 塩分 0.5g たんぱく質 9.3g カリウム 163mg リン 175mg

材料（1人分）

卵	1個（50g）
オリーブ油	小さじ1
トマト	30g
玉ねぎ	15g
ⓐ オレガノ・タイム（乾）	各少量
ⓐ とろけるチーズ	10g
オリーブ油	小さじ1/2
塩	ミニスプーン1/6（0.2g）

作り方

1 トマトは種を除いてあらみじん切りに、玉ねぎはみじん切りにする。
2 フライパンにオリーブ油小さじ1を中火で熱し、卵を割り入れ、ふたをして弱火で4分加熱する。
3 1とⓐを散らし、オリーブ油小さじ1/2をかけ、ふたをして2〜3分加熱する。
4 チーズがとけたら塩をふり、器に盛る。

腎移植後の食事

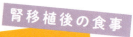

昼食

メインのジャージャーめんには、めんの代わりにはるさめを使用。
エネルギーがやや少ない分は、
デザートで補います。

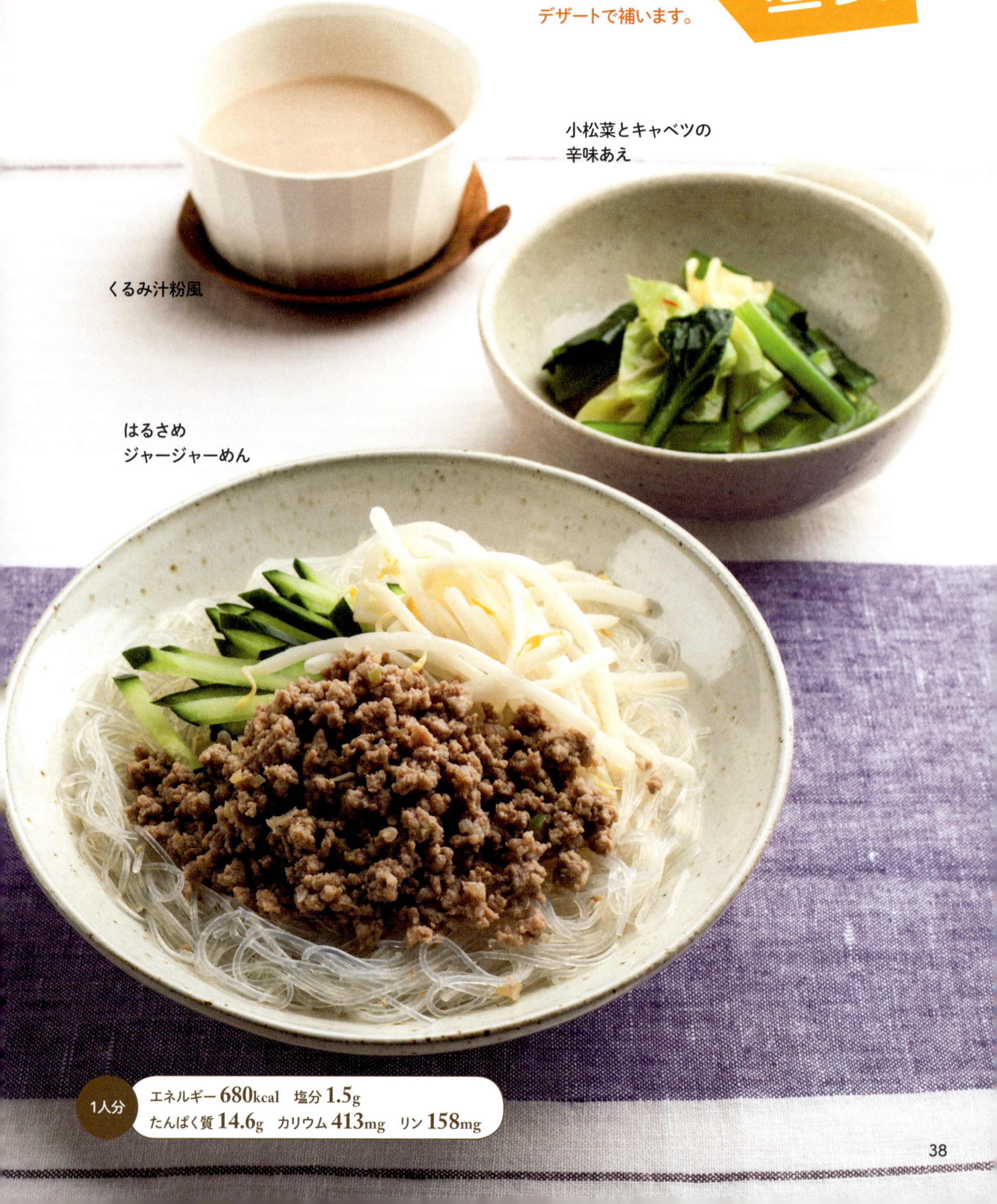

小松菜とキャベツの
辛味あえ

くるみ汁粉風

はるさめ
ジャージャーめん

1人分　エネルギー 680kcal　塩分 1.5g
たんぱく質 14.6g　カリウム 413mg　リン 158mg

くるみ汁粉風

材料（1人分）

くるみ（いり）……10g
砂糖……大さじ2
くず粉……6g
水……2/5カップ
塩……ミニスプーン1/6（0.2g）

作り方

1 くるみはすり鉢ですりつぶす。
2 なべに塩以外の材料を入れ、よく混ぜ合わせる。
3 中火にかけ、木べらで混ぜながらとろみがつくまで加熱する。塩を加えて味をととのえ、器に盛る。

1人分　エネルギー 157kcal　塩分 0.2g　たんぱく質 1.5g　カリウム 55mg　リン 29mg

Point!

くず湯のような味わいです。ナッツ類はリンがやや多いので、くるみは少量におさえて香りとこくを楽しみます。

小松菜とキャベツの辛味あえ

材料（1人分）

小松菜……1株（30g）
キャベツ……1/2枚（40g）
ⓐ ごま油……小さじ1
ⓐ 豆板醤《とうばんじゃん》……ミニスプーン1/6弱（1g）
ⓐ 酢……小さじ1

作り方

1 小松菜は3cm長さに、キャベツは一口大に切る。
2 1をさっとゆでてざるにあげ、軽く水けを絞る。
3 ⓐを混ぜ合わせ、2をあえる。

1人分　エネルギー 50kcal　塩分 0.2g　たんぱく質 0.8g　カリウム 72mg　リン 20mg

Point!

キャベツや小松菜は、ゆでることでカリウムを大幅に減らせる野菜です（77ページ）。カリウムがとけ出しやすくなるよう、切ってからゆでましょう。
豆板醤《とうばんじゃん》は塩分もあるので、使いすぎないように気をつけてください。

はるさめジャージャーめん

材料（1人分）

緑豆はるさめ（乾）……60g
ⓐ 湯……75mℓ
ⓐ 固形ブイヨン……1/4個（1g）
ⓐ しょうゆ……ミニスプーン1弱（1g）
ⓐ こしょう……少量
ⓐ ごま油……小さじ1
きゅうり……30g
もやし……1/4袋（50g）
ⓑ 豚ひき肉……60g
ⓑ 水……大さじ1
ⓑ 砂糖……小さじ2
ⓑ みそ……小さじ1
ⓑ ごま油……小さじ1
ⓑ ねぎのみじん切り……大さじ1/2強（5g）
ⓑ しょうがのみじん切り……小さじ1/2（2g）

作り方

1 はるさめはぬるま湯でもどす。
2 きゅうりは細切りにし、もやしはゆでる。
3 小なべにⓑを合わせてよく混ぜる。火にかけ、ひと煮立ちさせて、ひき肉に火を通す。
4 大きめのボールにⓐを合わせる。
5 1のはるさめをさっとゆで、4に加えてあえる。
6 器に5を盛り、2と3をのせる。

1人分　エネルギー 473kcal　塩分 1.1g　たんぱく質 12.3g　カリウム 286mg　リン 109mg

Check!

はるさめは、緑豆でんぷんから作った緑豆はるさめと、じゃが芋でんぷんから作ったはるさめがありますが、どちらもリンやカリウムが非常に少ない食材です。特に緑豆はるさめは、ゆでたものならカリウムが0mgです。ジャージャーめんには味の面からも緑豆はるさめがおすすめです。

72〜73ページでは、はるさめを使った副菜を紹介しています。

昼食のごはんもの

卵、ツナ缶、厚揚げなどを利用して、
リンを控えつつたんぱく質もとれる一皿料理です。
野菜のおかずを副菜として組み合わせ、
栄養バランスをととのえましょう。

ツナそぼろずし

すし飯は塩を加えずに作ります。
甘めに味つけた卵そぼろ、ツナそぼろとの
味のバランスが絶妙です。

材料（1人分）

- 温かいごはん……180g
- 酢……大さじ1
- 砂糖……小さじ2
- 卵……1個（50g）
- 砂糖……小さじ2
- 塩……ミニスプーン1/6（0.2g）
- ツナ油漬け缶詰め……20g
- 砂糖……小さじ2
- しょうゆ……小さじ1/3
- さやえんどう……6枚（20g）

作り方

1 酢と砂糖を合わせ、ごはんに混ぜる。
2 なべに卵を割り入れてときほぐし、砂糖と塩を加え混ぜる。中火にかけて菜箸《さいばし》で混ぜ、いり卵を作る。
3 なべにツナを入れてほぐし、砂糖、しょうゆを加えていりつける。
4 さやえんどうは小口切りにし、ゆでる。
5 器に1のすし飯を盛り、2、3、4をのせる。

Point!

普通のすし飯は塩を加えて作るため、1食分で1〜1.5gほどの塩分を含みますが、このレシピでは塩を加えないので、すし飯の塩分はゼロ。そぼろも甘味を生かして減塩しています。

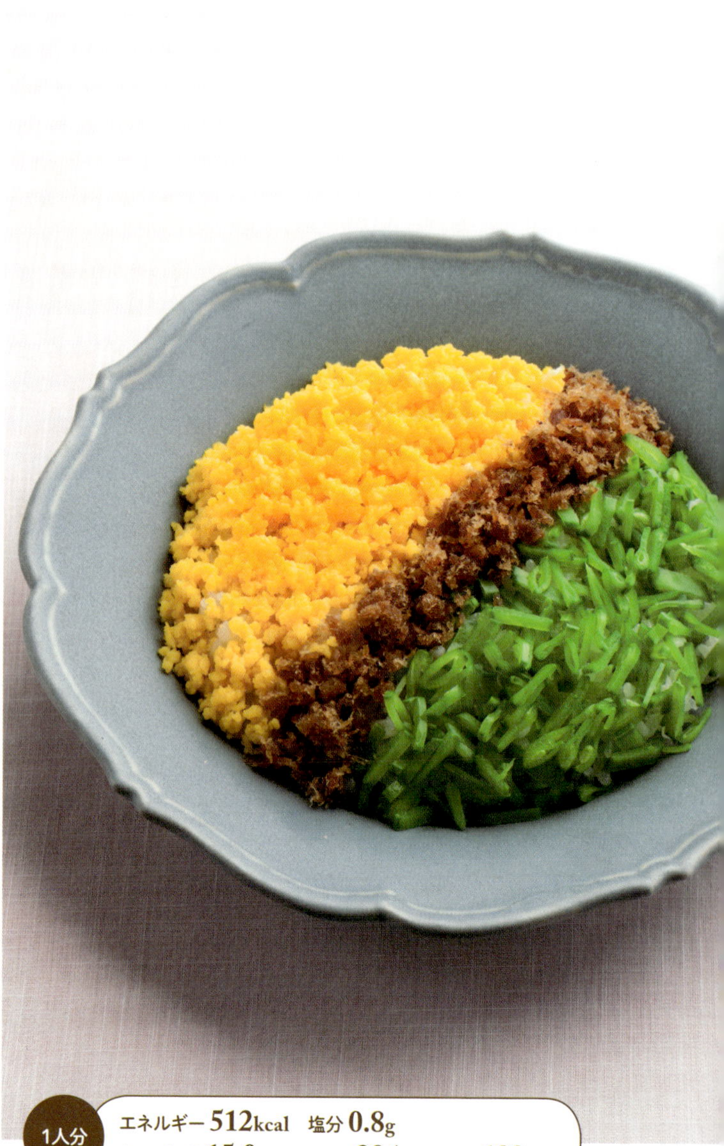

1人分　エネルギー512kcal　塩分0.8g
たんぱく質15.0g　カリウム204mg　リン199mg

1人分 エネルギー538kcal 塩分0.9g たんぱく質13.8g カリウム298mg リン198mg

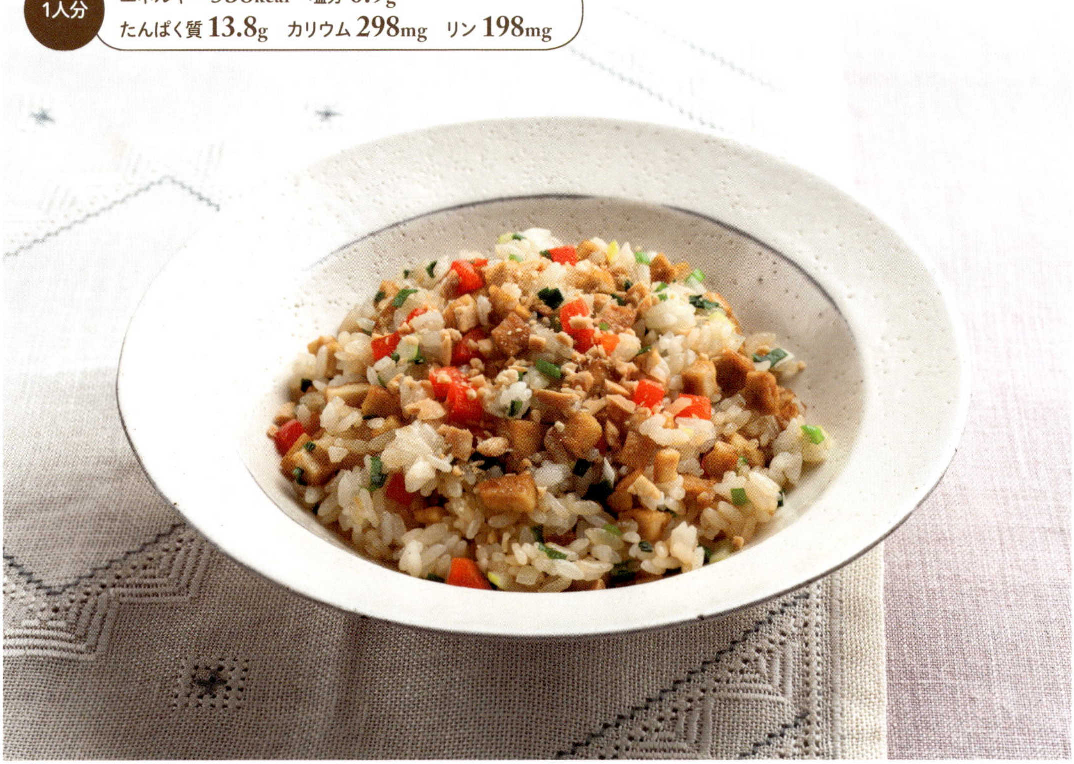

厚揚げ入りチャーハン

にらはカリウム、ピーナッツはリンをそれぞれ多く含んでいますが、
風味や食感に特徴のある食材なので、少量を味のアクセントに利用するとよいでしょう。

材料（1人分）

ごはん	180g
厚揚げ	70g
ねぎ	10g
赤パプリカ	20g
にら	10g
ごま油	小さじ2
ⓐ しょうゆ	小さじ1
ⓐ 砂糖	小さじ2
ⓐ こしょう	少量
ピーナッツ	3粒（3g）

作り方

1 厚揚げは油抜きをし、7～8㎜角に切る。
2 ねぎ、赤パプリカはあらみじん切りにし、にらは細かく刻む。
3 ピーナッツは砕く。
4 フライパンにごま油を中火で熱し、1をカリッとするまでいためる。ⓐを加えて調味し、ごはんを加えていため合わせる。
5 2を加えて軽くいため、器に盛って3を散らす。

夕食

塩分控えめなのにしっかりおかずになる味つけの主菜に、
あっさりとした副菜、汁物を組み合わせて、
献立にメリハリをつけます。

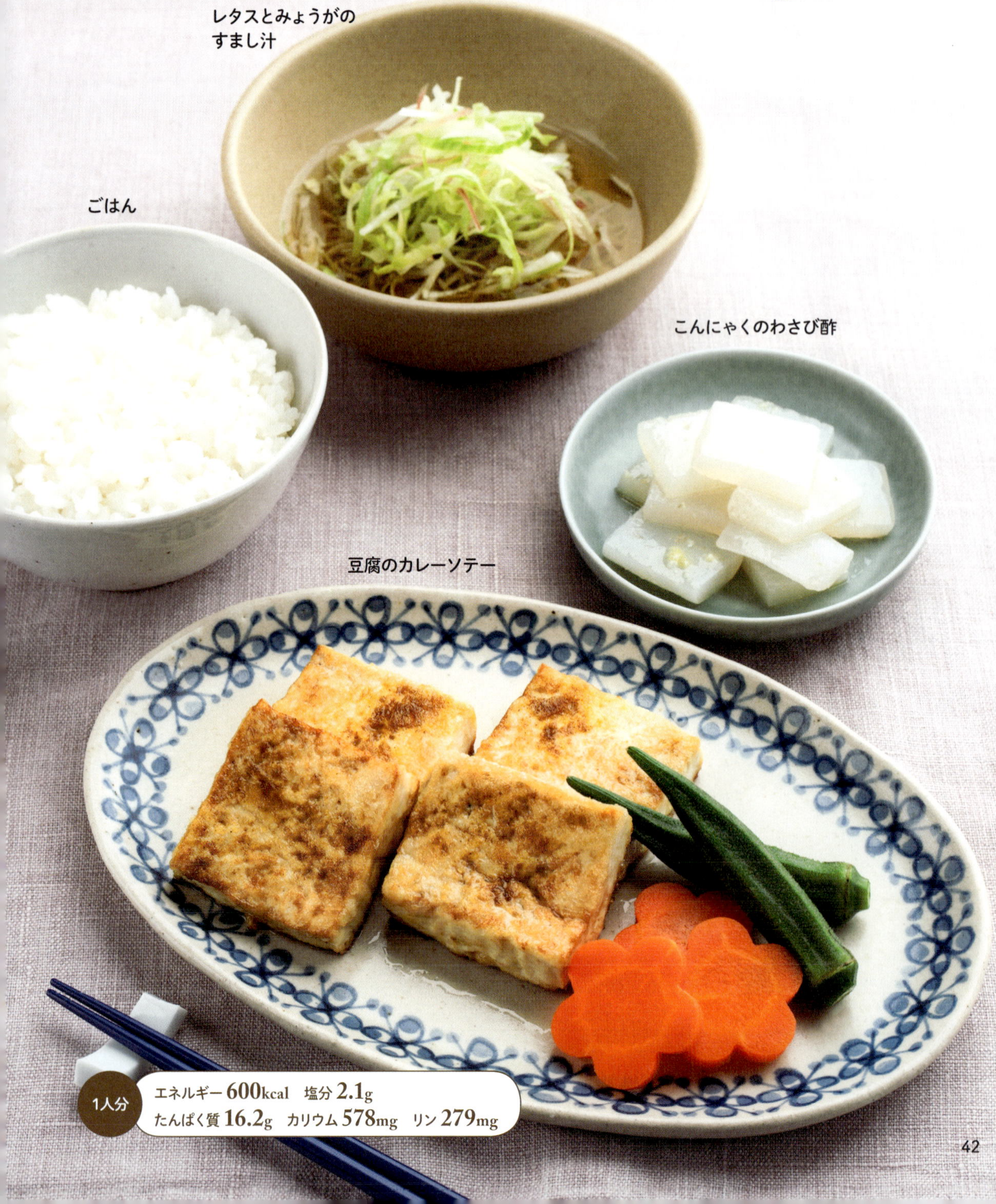

レタスとみょうがのすまし汁
ごはん
こんにゃくのわさび酢
豆腐のカレーソテー

1人分
エネルギー 600kcal　塩分 2.1g
たんぱく質 16.2g　カリウム 578mg　リン 279mg

レタスとみょうがのすまし汁

材料（1人分）

レタス……1枚（40g）
みょうが……1/2個（10g）
ねぎ……10g
だし……75mℓ
しょうゆ……ミニスプーン1弱（1g）
塩……ミニスプーン1/2（0.6g）

作り方

1 レタスはせん切りに、みょうがとねぎは縦半分に切って斜め薄切りにする。ともに冷水にさらし、パリッとさせる。
2 1をざるにあげて水けをしっかりときり、器に盛る。
3 小なべにだしを煮立て、しょうゆ、塩で調味して2に注ぐ。

1人分
エネルギー 12kcal
塩分 0.8g　たんぱく質 0.8g
カリウム 173mg　リン 24mg

Point!

レタスとみょうがは野菜の中では比較的カリウムが少なめなので、ゆでずに生のままで使い、しゃきっとした食感を楽しみます。

こんにゃくのわさび酢

材料（1人分）

こんにゃく（白）……50g
a 湯……1/4カップ
a 砂糖……小さじ2
a 塩……ミニスプーン1/3強（0.5g）
a ごま油……小さじ1
酢……小さじ1
練りわさび……小さじ1/5

作り方

1 こんにゃくは5mm厚さの一口大に切り、下ゆでする。
2 なべにaを合わせて1を入れ、汁けがなくなるまで煮て、さます。
3 酢と練りわさびを混ぜ合わせ、2をあえる。

1人分
エネルギー 66kcal
塩分 0.6g　たんぱく質 0.1g
カリウム 20mg　リン 3mg

豆腐のカレーソテー

材料（1人分）

もめん豆腐……1/2丁（150g）
しょうゆ……小さじ1/2
カレー粉……少量
かたくり粉……小さじ2
オリーブ油……小さじ2
にんじん……20g
オクラ……2本（20g）

作り方

1 豆腐は1cm幅に切り、ペーパータオルではさんで水けをふく。しょうゆとカレー粉をからめ、かたくり粉をまぶす。
2 フライパンにオリーブ油を中火で熱し、1をソテーする。
3 にんじんは食べやすく切り、オクラとともにゆでる。
4 器に2を盛り、3を添える。

1人分
エネルギー 220kcal
塩分 0.7g　たんぱく質 10.8g
カリウム 333mg　リン 191mg

ごはん（180g）

1人分
エネルギー 302kcal
塩分 0g　たんぱく質 4.5g
カリウム 52mg　リン 61mg

Check!

すまし汁のレタスとみょうがは、汁に仕立てずにサラダとして食べてもよいでしょう。ドレッシングをかけすぎないように気をつけてください。

カリウムの少ないこんにゃくを使った副菜は、74～75ページでも紹介しています。

外食などで腎臓に負担のかかる食事をした日は、
夕食にはたんぱく質控えめのこんな主菜がおすすめです。
たんぱく質と塩分を控え、一日の栄養バランスをととのえましょう。

ゆでなすのひき肉詰め焼き

肉の量が少なめでも食べごたえのある一品。なすはゆでてカリウムを減らし、1本丸ごと使います。

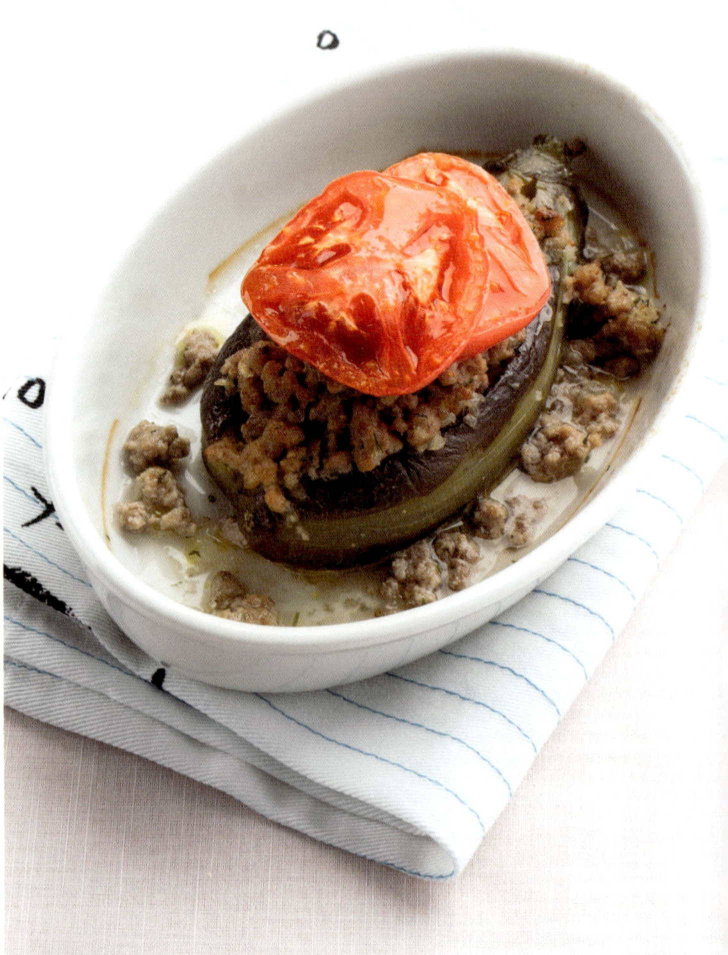

1人分 エネルギー 241kcal　塩分 0.9g　たんぱく質 11.7g　カリウム 378mg　リン 103mg

材料（1人分）

なす	1本（70g）
豚ひき肉	60g
玉ねぎ	20g
オリーブ油	小さじ1
a 塩	ミニスプーン⅔（0.8g）
a こしょう・クミン・ディル（乾）・パセリ（乾）	各少量
オリーブ油	小さじ1
トマト	20g

作り方

1. なすはへたつきのままで、皮をしま目にむき、やわらかくゆでる。
2. 玉ねぎはみじん切りにする。
3. フライパンにオリーブ油を熱し、豚ひき肉、玉ねぎをいため、aを加える。
4. 1のなすの水けを絞り、縦に切り込みを入れて3を詰める。
5. 耐熱皿に4を入れてオリーブ油をかけ、湯大さじ2（分量外）を加え、200℃のオーブンで15分ほど、汁けがなくなるまで焼く。
6. トマトを薄い輪切りにし、焼き上がった5にのせる。

Point!
ひき肉が細かすぎるとなすに詰めにくいので、いためるときにある程度かたまりが残るようにしましょう。

1人分　エネルギー188kcal　塩分1.0g
たんぱく質13.4g　カリウム234mg　リン162mg

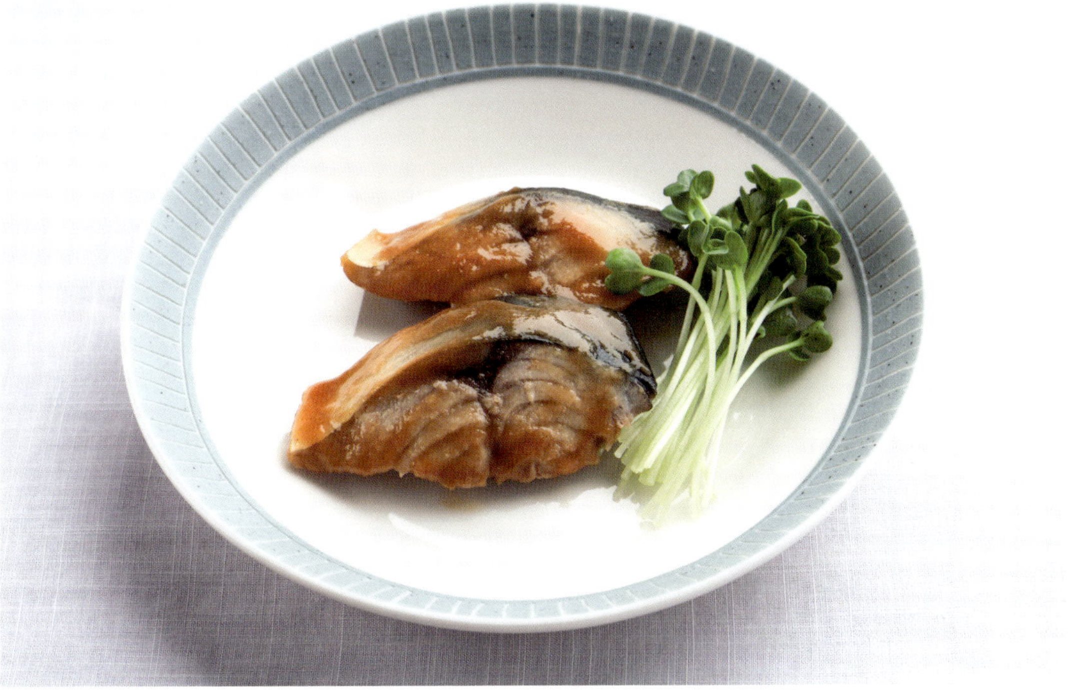

サバのごま煮

練りごまを使うことで、減塩しながらもみそ煮のようなこくのある味わいに仕上がります。
ごまの香りがきいているので、サバの魚臭さを感じません。

材料（1人分）

サバ（切り身）……小1切れ（60g）
ⓐ
- 酒……小さじ1
- 砂糖……小さじ1
- 水……大さじ2
- しょうゆ……小さじ1/3
- 塩……ミニスプーン1/3強（0.5g）

練り白ごま……小さじ1/2
貝割れ菜……5g

作り方

1 サバはそぎ切りにする。
2 なべにⓐを合わせ、1を入れて中火にかける。ふたをして、ときどき煮汁をかけながら、7～8分煮る。
3 煮汁を少し煮詰め、練りごまをとき入れてサバにからめる。
4 器に盛り、貝割れ菜を添える。

Point!

サバの量が少なめなので、そぎ切りにして、量を多く見せるとともに、表面積を大きくして全体にしっかりと味がからむようにします。食べたときの満足感をアップするくふうです。

透析・腎移植 Q&A ❶

Q

家族から生体腎移植を受けました。提供してくれた家族の食事で気をつけることはありますか？

A 腎移植後すぐ、ドナー（腎臓を提供した人）の日常生活に大きな支障が出ることはありません。ただ、2つあった腎臓が1つになるのですから、残った腎臓には以前よりも大きな負担がかかることになります。できるだけ腎臓への負担を減らすため、食生活では、腎移植を受けた人と同様、食塩とたんぱく質を控えることがたいせつです（15ページ）。

生活習慣病などほかの病気がない場合は、「日本人の食事摂取基準」（厚生労働省）をもとに、一日の食塩の量は、男性8g未満、女性7g未満、一日のたんぱく質量は男性60g、女性50gを目標にしましょう。

Q

透析を始めてから、慢性的な便秘に悩まされています。便秘を解消するにはどうしたらよいですか？

A 便秘を訴える透析患者さんは非常に多くいらっしゃいます。透析中は、安全に治療を行なうために体の水分を少なめに保つよう設定することが多く、そのせいで便に含まれる水分が少なくなり、かたくなることが原因の一つです。また、カリウム制限の関係で野菜や芋類を充分にとれず、食物繊維が不足しがちなことも、便秘につながります。

便秘の人は、まず、調理のくふう（64ページ）によってカリウムを減らすなどして、野菜をしっかりと食べるように心がけてください。食事をくふうしても便秘が改善されない場合は、便をやわらかくする薬もあるので、医師に相談してみましょう。

Q

エネルギー、たんぱく質、塩分の摂取量の目安は、身長や体重、年齢、性別が違っても同じですか？

A 身体を維持したり、活動したりするために、一日に必要なエネルギー量は、体格や活動量、健康状態などによって個人差があります。そのため、正確な必要量を求めるのはとてもむずかしいのですが、透析中や腎移植後の食事制限の場合、標準体重を用いて求めることがすすめられています。

標準体重というのは、最も健康的であると統計的に認められた理想体重のことです。[身長（m）×身長（m）×22] という計算式から求めることができます。たとえば、身長160cmの人の標準体重は、（1.6×1.6）×22＝約56kgとなります。

この標準体重を使って一日に必要なエネルギー量を求める場合、その計算式は [標準体重（kg）×30～35（kcal）] です。標準体重56kgの人だったら、1680～1960kcalになります。

一日に必要なたんぱく質量は、透析治療中と腎移植後では若干、その量が異なりますが、これも標準体重を基準にして求めることができます（15ページ）。

一方、食塩の摂取量の目安は、体重などによっての違いはありません（15ページ）。

PART 3

リン・カリウムを控えた腎臓いたわりレシピ

腎不全になると、尿が出せなくなり、
余分なミネラルを身体から出すことができなくなります。
安全に透析治療を続けるためには、
食事から摂取するリンやカリウムを控えることが必要です。
調理の仕方や食べる量によって調節しましょう。
腎移植後も、健康な人よりも腎臓の機能が低いので、
カリウムの摂取量には気をつけてください。
食品ごとのリンやカリウムの量をまとめた表も掲載しているので、
参考にしてください（62 ～ 63、76 ～ 77 ページ）。

リンを控えるポイント！

たんぱく質を多くとりすぎると、リンの過剰摂取につながります。
食材を選び、適量を心がけて。

腎機能が低下すると、尿によって余分なリンを排出することができなくなるため、体内にリンがたまりすぎてしまいます。

リンはおもに肉や魚に多く含まれています。とはいえ、たんぱく質を摂取するのはたいせつなことです。たんぱく質をしっかり摂取しながら、リンのとりすぎを防ぐためには、肉や魚の中でも比較的リンの含有量が少ないもの、反対に多いものを知っておくとよいでしょう。リンが少なめの食材なら量をしっかり食べられますし、リンが多めの食材でも少量におさえるくふうをすれば献立にとり入れることができます。

リンを控えるための心得

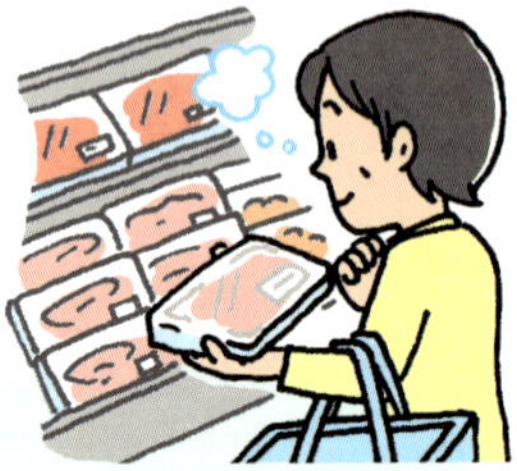

たんぱく質は適量を

リン制限を気にしすぎて、たんぱく質が不足してしまっては困ります。肉や魚から摂取するリンは1食あたり150mg以下を目安に適量を食べましょう。

リンの多い食材をチェック！

肉や魚は部位や種類によってリンの含有量は異なります。レバーや小魚はリンが多めです。乳製品もリンが多いのでとりすぎに注意。※62～63ページも参照。

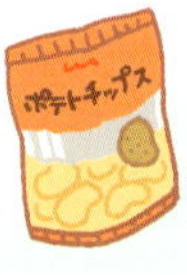

食品添加物にも注意

ハムやソーセージ、練り製品、スナック菓子、清涼飲料、インスタント食品などには、食品添加物（リン酸塩など）としてリンが含まれているものが多くあります。

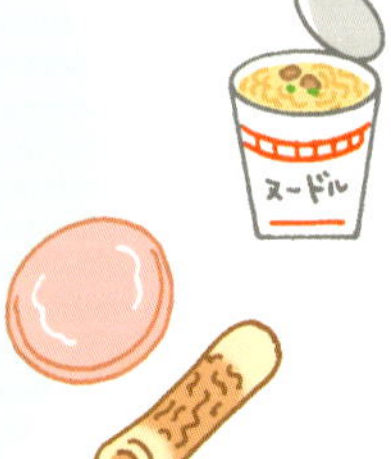

リン控えめの肉料理

部位にもよりますが、肉は1食あたり60～80gくらいを目安に食べるとよいでしょう。
塩分を控えつつ、味も量も満足できるレシピを紹介します。

豚肉のから揚げ薬味酢かけ

薄切り肉を揚げてボリュームアップ！
カリッとした香ばしさと薬味酢で、
おいしく減塩できます。

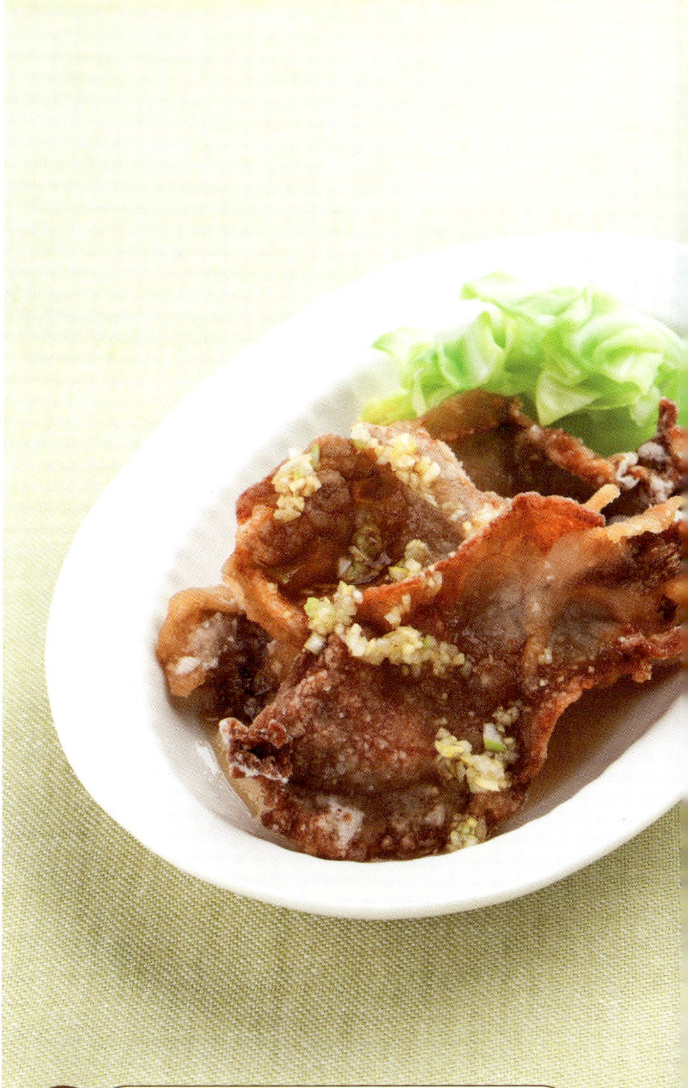

材料（1人分）

- 豚ロース薄切り肉……70g
- かたくり粉……小さじ4

揚げ油……適量

ⓐ
- ねぎのみじん切り……5g
- しょうがのみじん切り……小さじ½
- 酢……大さじ2
- 砂糖……小さじ2
- しょうゆ……小さじ½
- ごま油……小さじ⅓

キャベツ……⅓枚（30g）

作り方

1 ⓐを混ぜ合わせて薬味酢を作る。
2 キャベツは食べやすく切ってゆで、軽く水けを絞る。
3 豚肉にかたくり粉をまぶし、170～180℃の揚げ油でカリッと揚げ、油をきる。
4 器に3を盛り、1の薬味酢をかけて、キャベツを添える。

Point!

つけ合わせのキャベツは、ゆでてカリウムを減らします。生のキャベツと比べると、ゆでキャベツのカリウムは、約60％減です。

1人分　エネルギー298kcal　塩分0.5g　たんぱく質14.1g　カリウム274mg　リン143mg

鶏もも肉のピリ辛ケチャップいため

少ない鶏肉は薄いそぎ切りにして、見た目の量を増やします。
肉に下味とともにかたくり粉をまぶしておくと、仕上げの調味料がからみやすくなります。

材料（1人分）

	鶏もも肉	60g
	しょうゆ	小さじ1/3
	かたくり粉	小さじ2
油		大さじ1/2
玉ねぎ		30g
ピーマン		1個（30g）
a	赤とうがらし（輪切り）	少量
a	ケチャップ	小さじ2
a	水	小さじ1

作り方

1 鶏肉は5㎜厚さのそぎ切りにしてしょうゆをもみ込み、かたくり粉をまぶす。
2 玉ねぎは繊維に沿って5㎜幅に切る。ピーマンは細切りにし、さっとゆでる。
3 フライパンに油を中火で熱し、1をいためる。こんがりとしたら、玉ねぎを加えていためる。
4 ⓐを混ぜ合わせて加え、いため合わせる。調味料がなじんだらピーマンを加えてひと混ぜし、火を消す。

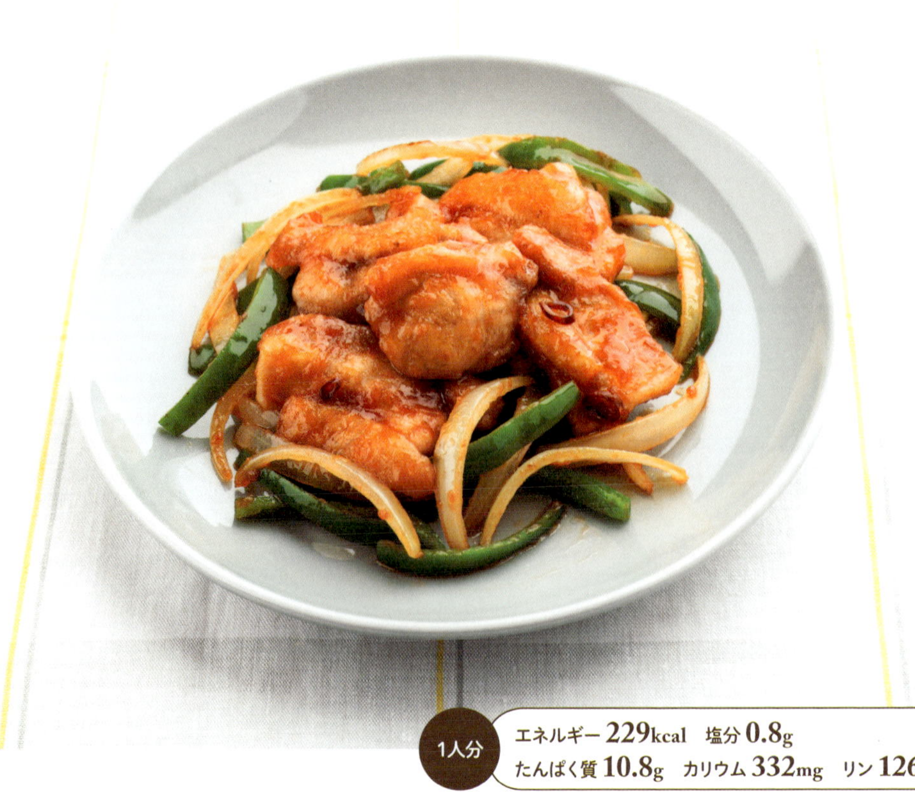

1人分　エネルギー229kcal　塩分0.8g　たんぱく質10.8g　カリウム332mg　リン126mg

1人分 エネルギー398kcal 塩分0.6g たんぱく質11.2g カリウム294mg リン117mg

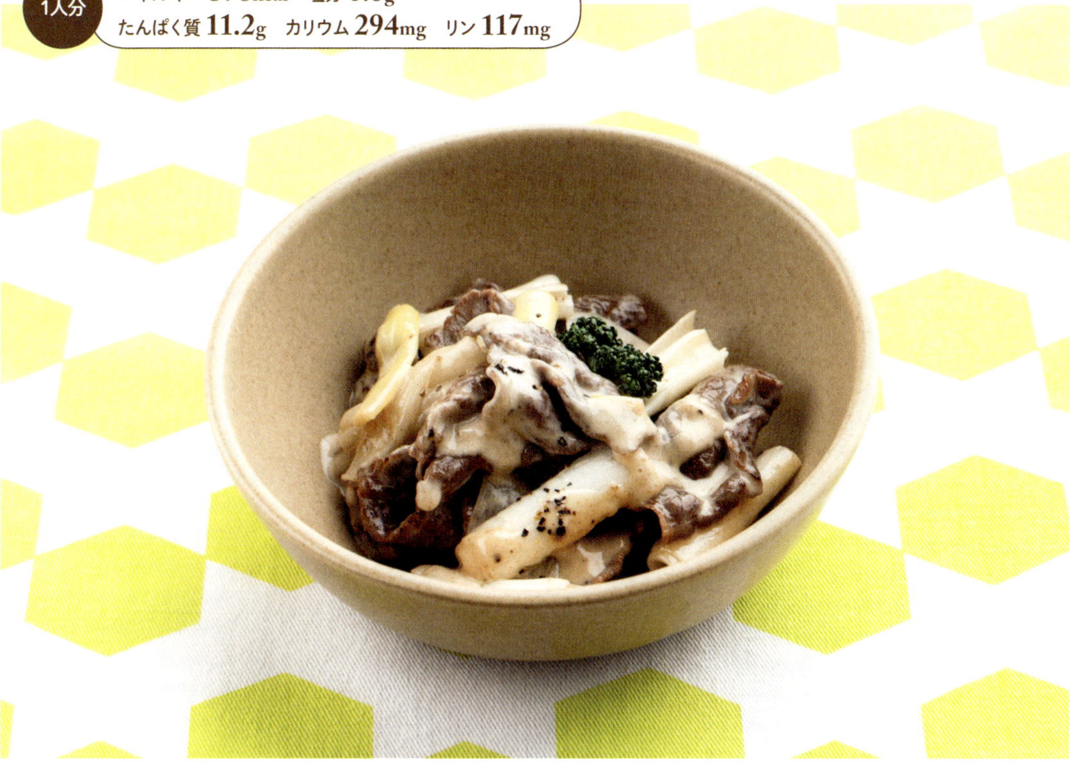

牛肉とねぎのクリーム煮

牛肉と生クリームの味わいが濃厚で、少なめの肉でも塩分控えめでも満足感が得られます。
仕上げにふるあらびきこしょうが味を引きしめます。

材料（1人分）

牛肩ロース薄切り肉……60g
ねぎ……1/3本（40g）
オリーブ油……小さじ1/2
ⓐ ロリエ……1/4枚
ⓐ タイム……少量
ⓐ 生クリーム（乳脂肪）……1/5カップ
塩……ミニスプーン1/3強（0.5g）
あらびき黒こしょう……少量
パセリ……少量

作り方

1 牛肉は一口大に切る。ねぎは4cm長さ、縦半分に切る。
2 フライパンにオリーブ油を中火で熱し、牛肉をいためる。焼き色がついたら、ねぎを加えていためる。
3 ねぎがしんなりとなったらⓐを加え、とろりとするまで煮て、塩とこしょうで味をととのえる。
4 器に盛ってパセリを添える。

Point!

生クリームのリン含有量（100gあたり）は、植物性脂肪だと210mg、乳脂肪だと50mgと大きく違います。かならず乳脂肪のものを使いましょう。

牛肉とごぼうの和風いため

牛肉のうま味とごぼうの風味がおいしさの決め手。
味がなじみやすいごぼうと薄切り肉の組み合わせなので、うす味でももの足りなさを感じません。

材料（1人分）

牛肩ロース薄切り肉	60g
ごぼう	30g
葉ねぎ	½本（10g）
ごま油	小さじ½
ⓐ 水	大さじ2
ⓐ 砂糖	小さじ1
ⓐ しょうゆ	小さじ½

作り方

1 牛肉は一口大に切る。
2 ごぼうはささがきにし、ゆでる。
3 葉ねぎは斜め切りにする。
4 フライパンにごま油を中火で熱し、牛肉をいためる。火が通ったらごぼうを加え、よくいためてなじませる。
5 ⓐを順に加え、汁けがなくなるまでいためる。葉ねぎを加えてひと混ぜし、火を消す。

Point!

ごぼうはいためる前にゆでるのがポイント。カリウムが3分の1ほどカットできます。表面積の多いささがきにしてから、たっぷりの湯でゆでましょう。

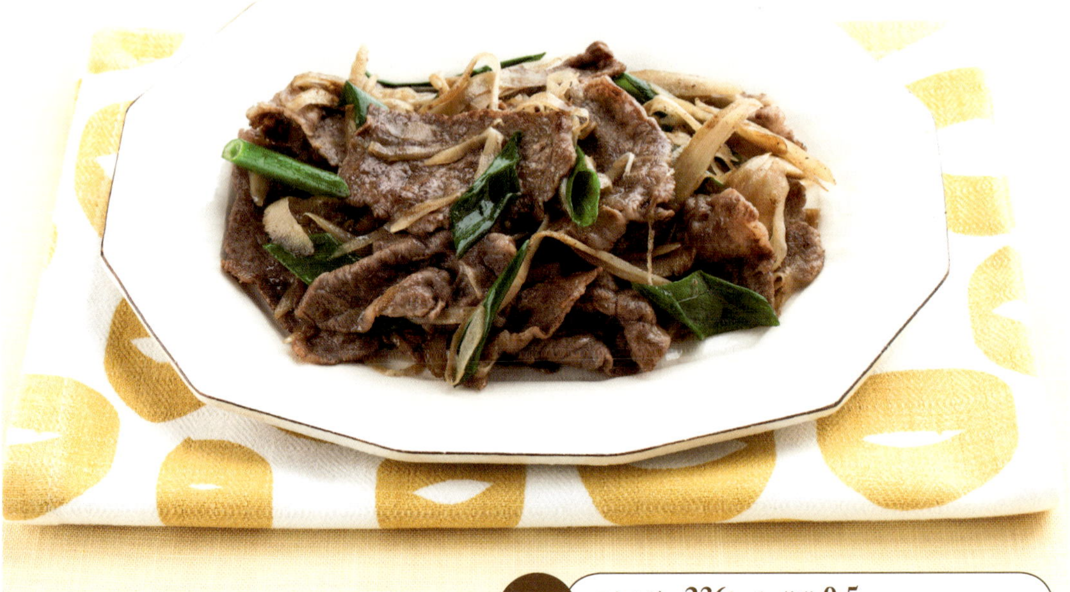

1人分
エネルギー 236kcal　塩分 0.5g
たんぱく質 10.7g　カリウム 257mg　リン 105mg

1人分
エネルギー 302kcal　塩分 0.7g
たんぱく質 11.5g　カリウム 231mg　リン 121mg

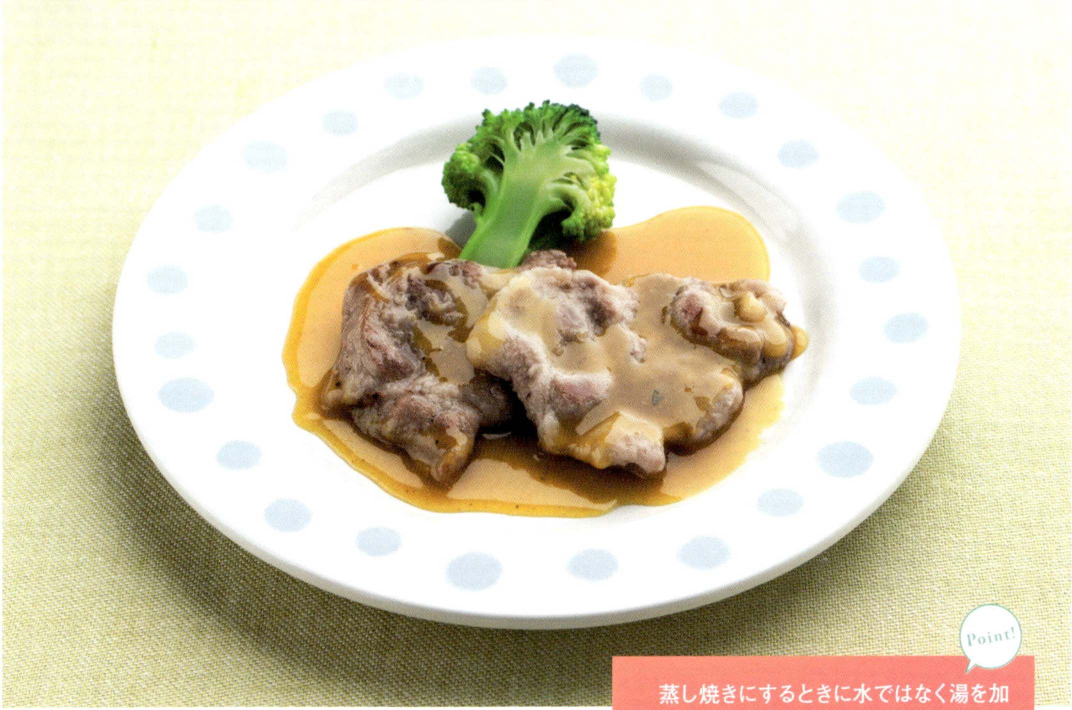

Point!
蒸し焼きにするときに水ではなく湯を加えると、温度が下がらず油が乳化しやすいので、仕上がりが油っぽくなりません。

ポークソテー ハニーマスタードソース

薄切り肉を使うと下味がからみやすく、減塩できます。
肉を２つに折って厚みを出すと、焼いたときやわらかく仕上がります。

材料（1人分）

	豚肩ロース薄切り肉	2枚（60g）
a	塩	ミニスプーン¼（0.3g）
a	こしょう	少量
a	おろしにんにく	少量
	小麦粉	小さじ1
	オリーブ油	大さじ½
b	白ワイン	小さじ1
b	湯	¼カップ
b	ロリエ	¼枚
	はちみつ	大さじ1弱（20g）
	練りマスタード	小さじ2
	ブロッコリー	小房1個（10g）

作り方

1 豚肉はaで下味をつけ、1枚を半分に折って小麦粉をまぶす。ブロッコリーはゆでる。
2 フライパンにオリーブ油を中火で熱し、1の豚肉をソテーする。こんがりしたらbを加えてふたをし、15～20分蒸し焼きにする。豚肉をとり出し、器に盛る。
3 ハニーマスタードソースを作る。フライパンに残った蒸し汁を軽く煮詰め、はちみつ、マスタードを加えて混ぜ合わせる。
4 2に3のソースをかけ、ブロッコリーを添える。

リン控えめの魚料理

魚は種類によってリンやカリウムの量が大きく違いますが、食べてはいけないものはありません。
食べる量や回数を調整して、バリエーション豊かな食事を楽しみましょう。

サンマのソテー 和風マリネ

サンマはリンもカリウムも少なめ。
頻繁に食卓に登場させたい魚です。
酸味をきかせたマリネに仕立てました。

材料（1人分）

サンマ（三枚おろしにしたもの）	¾尾（70g）
かたくり粉	小さじ2
油	小さじ1
玉ねぎ	20g
赤パプリカ	20g
水菜	¼株（10g）
ⓐ 酢	大さじ2
ⓐ 砂糖	小さじ2
ⓐ しょうゆ	小さじ½
ⓐ しょうがの搾り汁	小さじ⅓
ⓐ ごま油	小さじ½

作り方

1 玉ねぎと赤パプリカは薄切りにし、冷水にさらし、水けをきる。水菜は3cm長さに切り、ゆでて軽く水けを絞る。
2 ⓐを混ぜ合わせてマリネ液を作る。
3 サンマは一口大に切り、かたくり粉をまぶす。フライパンに油を中火で熱し、こんがりとソテーする。
4 バットに3をとり出し、1をのせ、2をかける。20分ほどおいて味をなじませる。

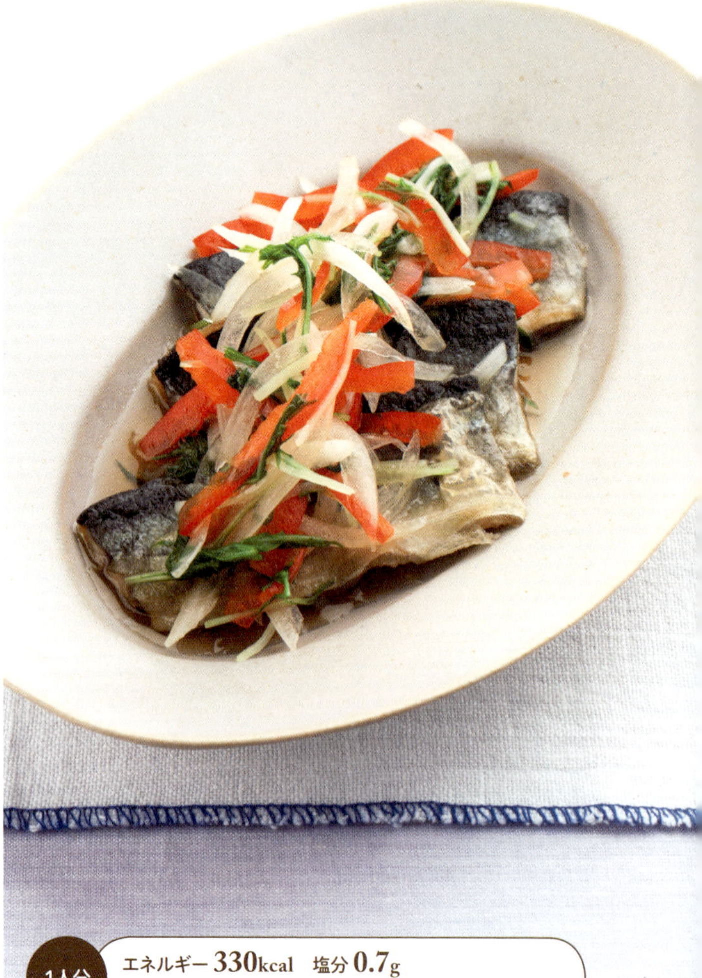

1人分 エネルギー330kcal 塩分0.7g たんぱく質13.1g カリウム241mg リン141mg

1人分 エネルギー222kcal 塩分0.8g
たんぱく質13.7g カリウム311mg リン95mg

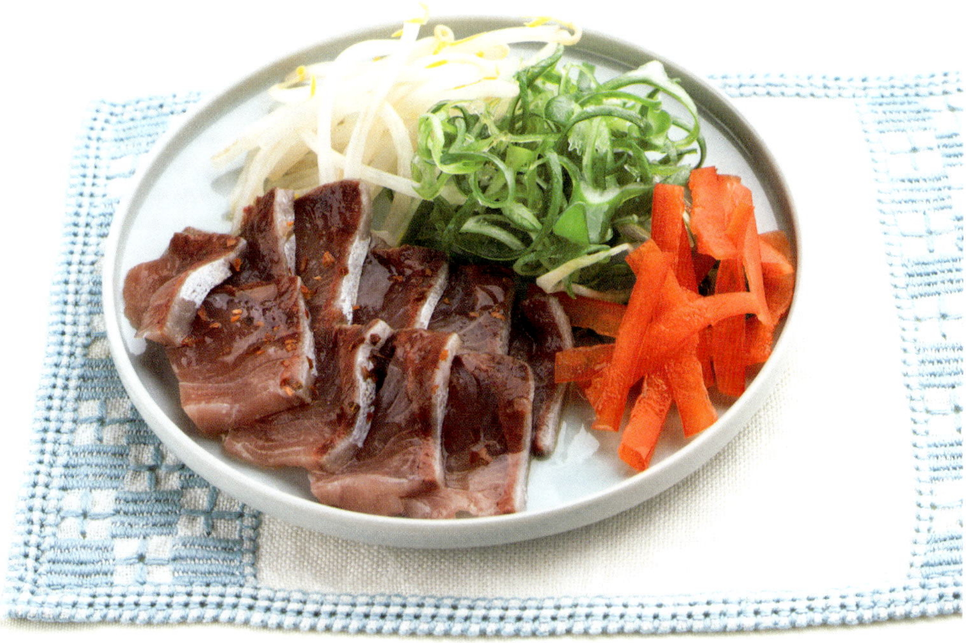

ブリの韓国風刺し身

刺し身はごく薄く切って塩を全体にうすくふると、塩味を感じやすくなります。
ごま油ととうがらしで風味を補い、韓国風に。

材料（1人分）

- ブリ（刺し身用）……60g
- 塩……ミニスプーン2/3（0.8g）
- ごま油……大さじ1/2
- もやし……30g
- 葉ねぎ……1本（20g）
- 赤パプリカ……10g
- 赤とうがらし（刻んだもの）……少量

作り方

1 もやしはゆでる。
2 葉ねぎは斜め薄切り、パプリカは薄切りにして、それぞれ冷水にさらしてパリッとさせ、水けをきる。
3 ブリはごく薄く切って器に盛り、ごま油と塩をふる。
4 1、2を添え、とうがらしをふる。

Point!

ブリはリンの含有量が少なめですが、カリウムはやや多め。もやしなど、カリウムの少ない食材と組み合わせて食べるのがおすすめです。

カジキのはるさめ衣揚げ

カジキは小さめに切って、はるさめ衣でボリュームアップ！
リンやカリウムが多いカジキも、量を控えめにして、たまに食べる分にはOKです。

材料（1人分）

- カジキ（切り身）…… ½切れ（50g）
- しょうゆ …… 小さじ⅓
- しょうがの搾り汁 …… 小さじ⅓
- はるさめ（乾）…… 15g
- 揚げ油 …… 適量
- レタス …… 1枚（30g）

作り方

1 カジキは5～6㎜厚さのそぎ切りにし、しょうゆとしょうがの搾り汁をからめる。
2 はるさめは短く切る。
3 1に2をまぶしつけ、170～180℃の揚げ油でカラリと揚げて、油をきる。
4 レタスは一口大に切って、水にさらす。
5 器に3を盛り、レタスを添える。

Point!
はるさめ衣は重ねてつけるとかたくなってしまうので、薄くつけましょう。はるさめは、揚げ油を吸ってふくらみ、カラリと仕上がります。

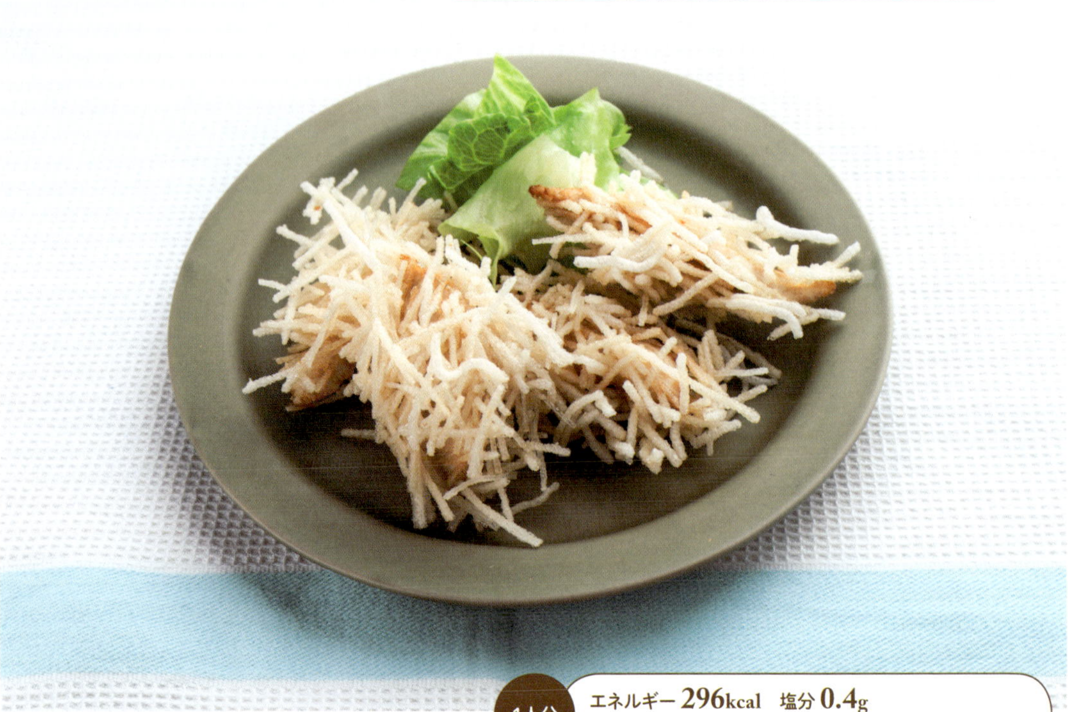

1人分 エネルギー 296kcal　塩分 0.4g
たんぱく質 9.9g　カリウム 293mg　リン 147mg

1人分
エネルギー 131kcal　塩分 0.9g
たんぱく質 12.5g　カリウム 250mg　リン 151mg

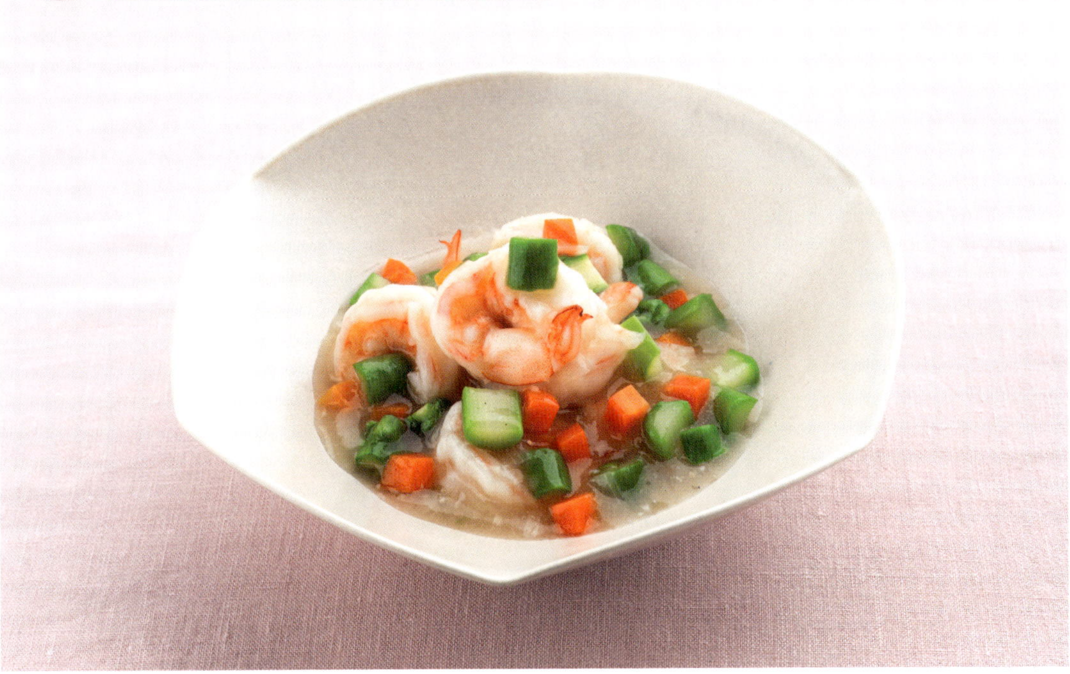

エビの中国風くず煮

あっさりした味つけですが、とろみをつけることで全体に味がよくからみます。
エビはバナメイエビやブラックタイガーがリンが少なめでおすすめです。

材料（1人分）

- エビ（無頭）……小5〜6尾（60g）
- ⓐ
  - 酒……小さじ1
  - 塩……ミニスプーン1/6（0.2g）
  - こしょう……少量
- かたくり粉……小さじ1
- グリーンアスパラガス……20g
- にんじん……10g
- ねぎ……5g
- ごま油……小さじ1
- ⓑ
  - 湯……1/2カップ
  - 固形ブイヨン……1/4個（1g）
  - 砂糖……小さじ1/2
  - こしょう……少量
- かたくり粉……小さじ1/2
- 水……小さじ1/2

作り方

1 エビは殻を除いて背を開く。背わたをとり、大きければ食べやすく切る。ⓐをもみ込み、かたくり粉をまぶす。
2 アスパラガスとにんじんは5㎜角に切り、ゆでる。ねぎは5㎜角に切る。
3 ごま油を中火で熱し、2を軽くいためる。ⓑを加え、煮立ったところに1のエビを加えて火を通す。
4 水どきかたくり粉を加え、とろみをつける。

Point!
バナメイエビとブラックタイガーで栄養価に大きな違いはありません。クルマエビはリンもカリウムも多めです。

リン控えめの卵・豆腐料理

卵はリンがやや多めなので、1食あたり1個（50g）を目安に、具を加えて量を増やしましょう。
豆腐や厚揚げは、肉、魚よりもリンが少なめなのでたっぷり食べられます。

にらたま
甘酢あんかけ

甘酢は塩分控えめですが、
甘味と酸味がきいたしっかりとした味つけ。
にらの風味もアクセントになります。

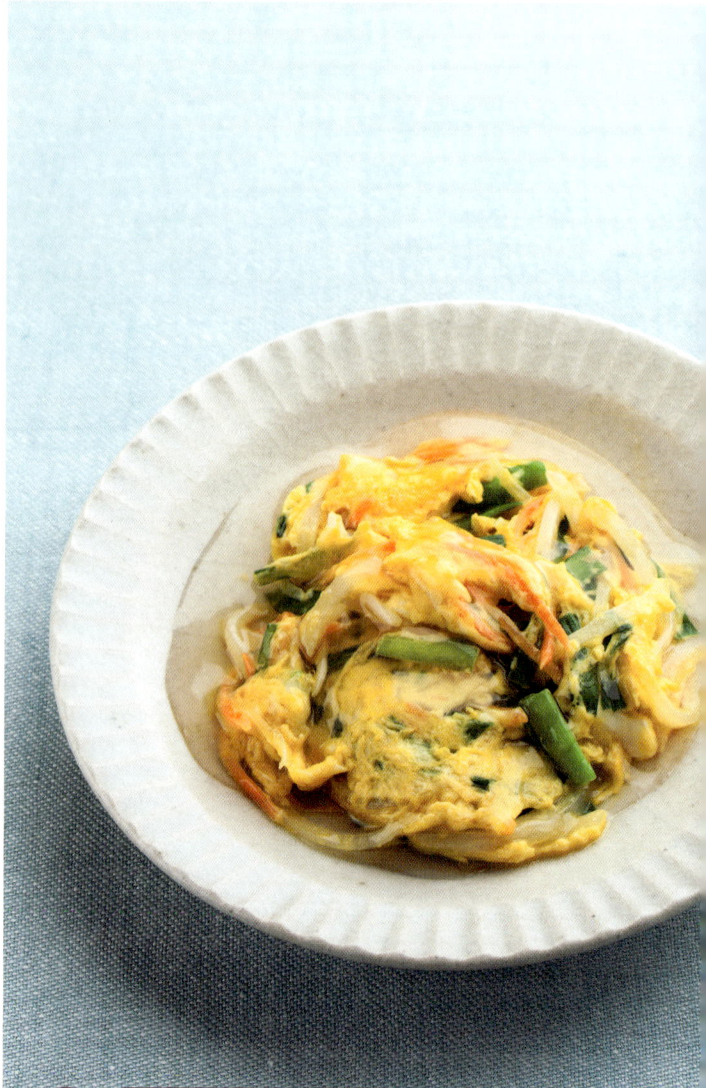

材料（1人分）

卵……1個（50g）
- 玉ねぎ……25g
- にんじん……15g
- にら……20g
- ごま油……小さじ1

油……大さじ1/2

ⓐ
- 酢……大さじ2
- 水……小さじ4
- 砂糖……大さじ1
- 塩……ミニスプーン1/2（0.6g）
- かたくり粉……小さじ1

作り方

1 玉ねぎは薄切り、にんじんは細切り、にらは2cm長さに切る。合わせてごま油で軽くいため、あら熱をとる。
2 卵は割りほぐし、1を加え混ぜる。フライパンに油を中火で熱し、ふんわりといため、器に盛る。
3 甘酢あんを作る。小なべにⓐを合わせ、混ぜながら煮立てて、とろみをつける。
4 2に3の甘酢あんをかける。

1人分　エネルギー 238kcal　塩分 0.8g
たんぱく質 6.9g　カリウム 248mg　リン 110mg

1人分
エネルギー 264kcal　塩分 1.0g
たんぱく質 7.7g　カリウム 147mg　リン 111mg

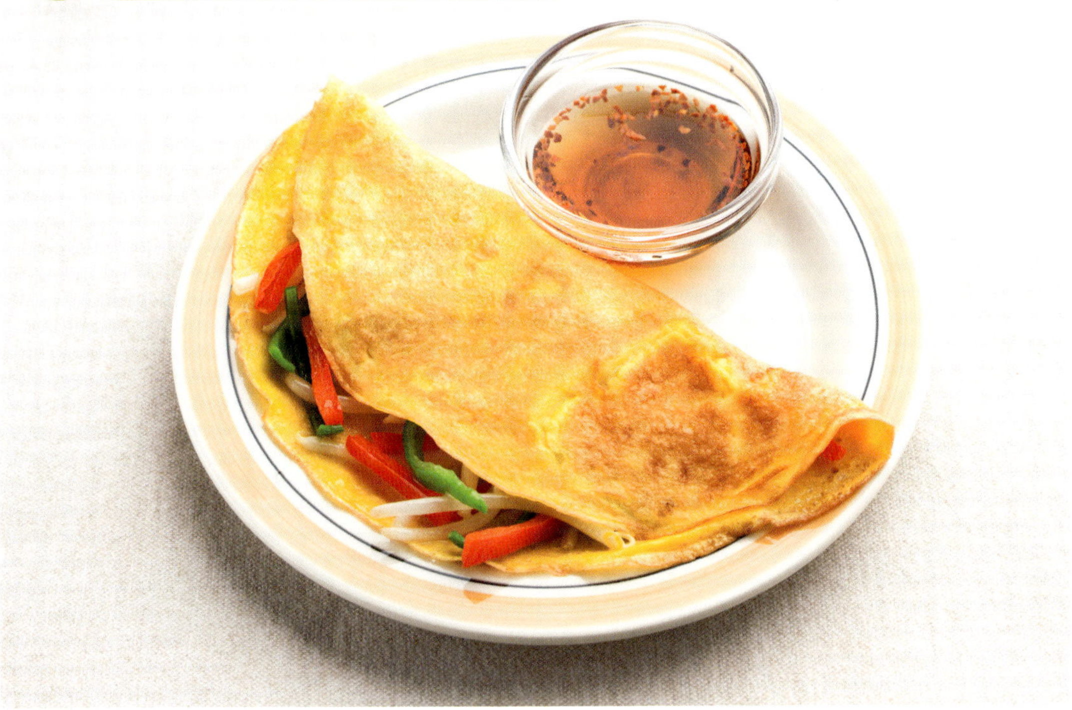

バインセオ風薄焼きオムレツ

ベトナム料理のバインセオをオムレツにアレンジ。卵液に白玉粉を加えると、もちっとした食感になります。下ゆでした野菜を包んで、甘ずっぱいたれをたっぷりつけて食べるのがおすすめです。

材料（1人分）

	卵	1個（50g）
a	白玉粉	大さじ1強（10g）
a	水	小さじ4
a	砂糖	大さじ1
	もやし	30g
	赤パプリカ	15g
	ピーマン	½個（15g）
	油	小さじ2
	塩	ミニスプーン⅓強（0.5g）
b	酢	大さじ2
b	砂糖	小さじ2
b	しょうゆ	小さじ⅓
b	赤とうがらし（刻んだもの）	少量

作り方

1 ⓐをなめらかになるまで混ぜ、卵をといて加える。
2 赤パプリカ、ピーマンは細切りにし、もやしとともにゆでる。
3 フライパンに油小さじ1を熱し、2をさっといためる。塩をふって調味し、とり出す。
4 フライパンに残りの油を足して中火で熱し、1を流し入れる。3をのせ、生地がパリッとしてきたら2つ折りにし、器に盛る。
5 ⓑを混ぜ合わせてたれを作り、4に添える。

ひき肉入り蒸し豆腐

鶏ひき肉も入って、しっかり食べごたえのある主菜です。
たれに少量のオイスターソースを使うことで、こくのある味わいに仕上がります。

材料（1人分）

もめん豆腐……⅓丁（100g）
ⓐ
- 鶏ひき肉……20g
- ねぎのみじん切り……5g
- しょうがのみじん切り……小さじ½（2g）
- 塩……ミニスプーン½（0.6g）
- かたくり粉……大さじ1

ごま油……小さじ½
ⓑ
- オイスターソース……小さじ⅓
- だし……大さじ1
- ごま油……小さじ1

作り方

1 豆腐は手でくずし、ざるに入れて30分置いて水切りする。
2 1の豆腐にⓐを加え、よく混ぜる。
3 器にごま油を塗り、2を入れる。蒸気の上がった蒸し器に入れ、強火で10分蒸す。
4 ⓑを合わせてたれを作り、3にかける。

Point!
豆腐から水分が出ると味がうすくなってぼやけてしまうので、しっかりと水きりしましょう。

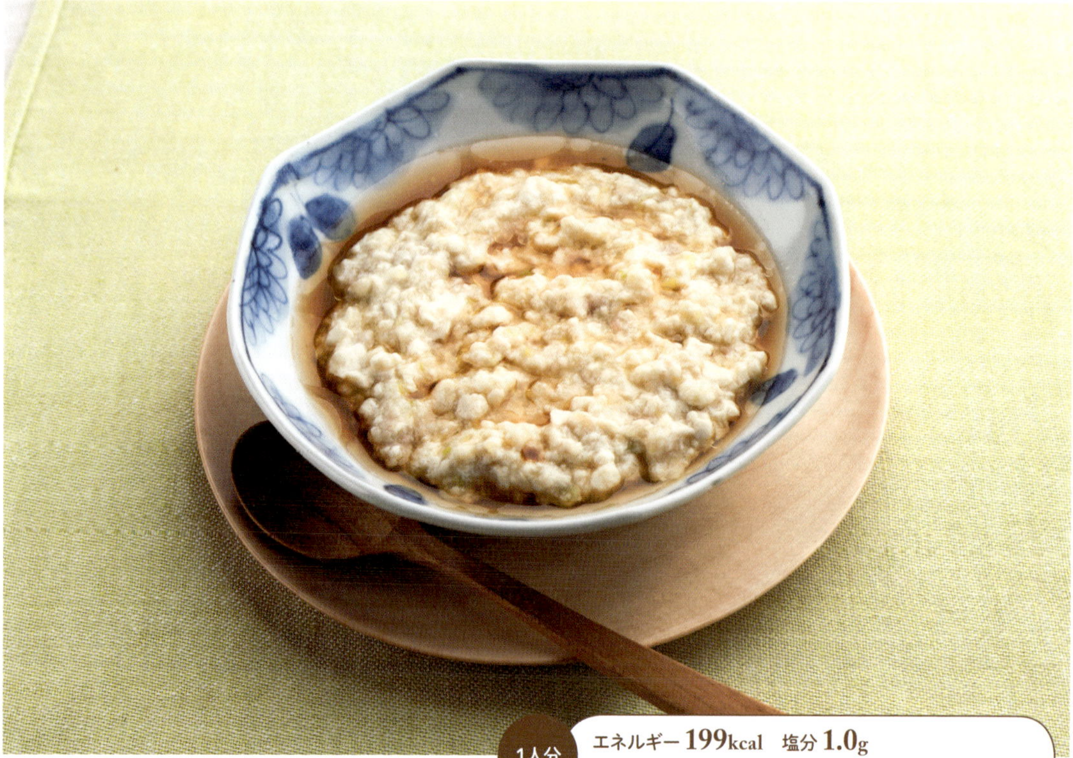

1人分 エネルギー199kcal 塩分1.0g たんぱく質10.4g カリウム224mg リン142mg

1人分　エネルギー175kcal　塩分0.4g
たんぱく質9.0g　カリウム135mg　リン128mg

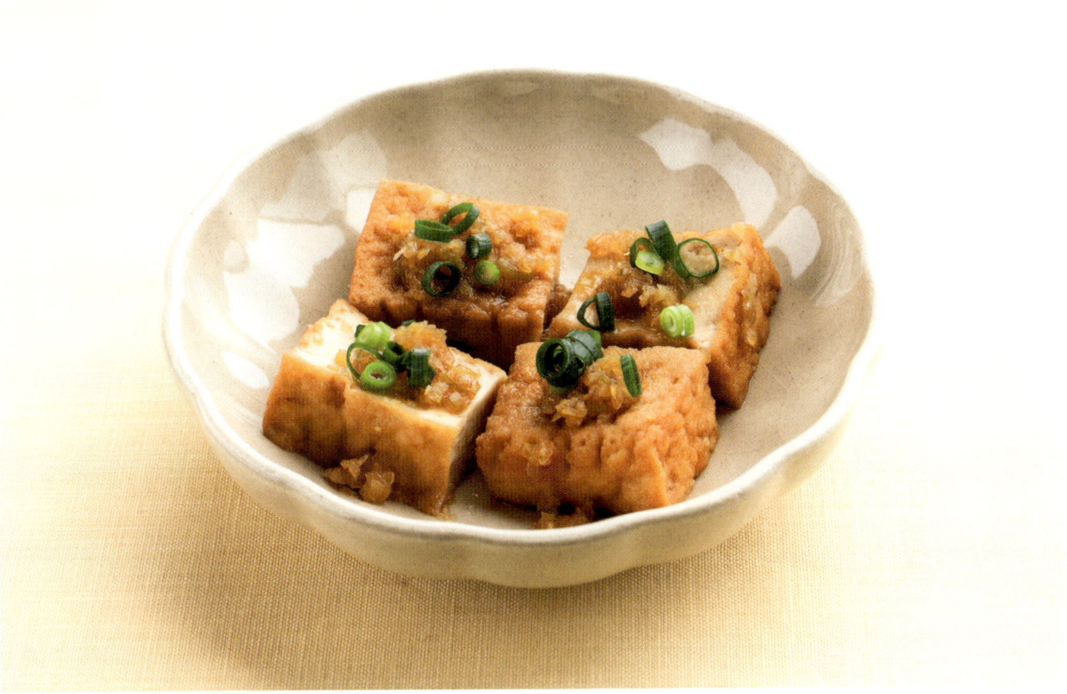

厚揚げの薬味煮

油揚げのうま味を生かして、だしいらず。甘辛味の煮つけに、薬味とごま油で香りを加えます。
じっくり煮て味をしみ込ませますが、塩分は控えめです。

材料（1人分）

厚揚げ……80g
ねぎのみじん切り……10g
しょうがのみじん切り……小さじ1/2(2g)
ごま油……小さじ1
ⓐ
- 水……1/4カップ
- 砂糖……小さじ1
- しょうゆ……小さじ1/2

小ねぎの小口切り……少量

作り方

1 厚揚げは熱湯でゆでて油抜きし、食べやすい大きさに切る。
2 なべにごま油を中火で熱し、ねぎとしょうがをいためる。香りが出たらⓐを加えて煮立てる。
3 1の厚揚げを加え、7〜8分煮て味を含ませる。火を消し、小ねぎを加える。

Point!
厚揚げは、油抜きすると調味料がしみ込みやすくなり、ふっくらと煮上がります。

リン含有量別分類表

数値は食品100gあたりの含有量です。特に記載のないものは生の数値です。
1食の使用量が少ないものもあるので気をつけてください。

肉類（100g あたり）

201mg以上		151～200mg		101～150mg		100mg以下	
鶏ささ身	220	牛肩肉	160	鶏ひき肉	110	鶏軟骨	78
豚ヒレ肉	230	豚肩ロース肉	160	牛バラ肉	110	牛ひき肉	100
鶏砂肝	230	鶏もも肉	170	豚ひき肉	120		
鶏レバー	300	牛もも肉	180	ラム肩肉	120		
牛レバー	330	豚肩肉	180	牛タン	130		
豚レバー	340	豚ロース肉	180	豚バラ肉	130		
		牛ヒレ肉	200	鶏手羽先	140		
		豚もも肉	200	ラムロース肉	140		
		鶏胸肉	200	牛肩ロース肉	140		
				牛サーロイン肉	150		

卵、乳製品、豆製品、種実類（100g あたり）

401mg以上		201～400mg		101～200mg		100mg以下	
アーモンド	460	生クリーム（植物性脂肪）	210	もめん豆腐	110	豆乳	49
いりごま	560	くるみ（いり）	280	厚揚げ	150	生クリーム（乳脂肪）	50
卵黄	570	油揚げ（油抜き）	280	卵	180	絹ごし豆腐	81
きな粉	660	カマンベールチーズ	330	納豆	190	クリームチーズ	85
プロセスチーズ	730	ピーナッツ（乾）	380			牛乳	93
凍り豆腐（乾）	820					ヨーグルト	100
パルメザンチーズ	850						

魚介類（100gあたり）

271mg以上		231〜270mg		211〜230mg		171〜210mg		170mg以下	
カンパチ	270	エビ（アマエビ）	240	ホタテガイ	210	キス	180	アサリ	85
マグロ（赤身）	270	シロサケ	240	イサキ	220	ギンダラ	180	ハマグリ	96
初ガツオ	280	ヒラメ	240	サバ	220	サンマ	180	カキ	100
ハモ	280	マスノスケ（キングサーモン）	250	サワラ	220	タチウオ	180	シジミ	120
ギンザケ	290	大西洋サケ（アトランティックサーモン）	250	タラバガニ	220	マグロ（トロ）	180	ハタハタ	120
ヒラマサ	300	スルメイカ	250	エビ（バナメイエビ）	220	ムツ	180	ブリ	130
アユ	310	ウナギ	260	ホッケ	220	アマダイ	190	カマス	140
エビ（クルマエビ）	310	フグ	260	マダイ	220	カレイ	200	シタビラメ	160
ワカサギ	350	ベニザケ	260	アジ	230	メバル	200	タコ	160
シシャモ（輸入品）	360	メカジキ	260	イワシ	230	アナゴ	210	アコウダイ	170
シラス干し	470	戻りガツオ	260	タラ	230	スズキ	210	ズワイガニ	170
キンメダイ	490					エビ（ブラックタイガー）	210		

加工食品類（100gあたり）

301mg以上		201〜300mg		151〜200mg		150mg以下	
サケ水煮缶詰め	310	タラバガニ水煮缶詰め	220	ツナ缶詰め（水煮・油漬け）	160	かまぼこ	60
イワシ類水煮缶詰め	360	塩ホッケ	220	ウインナソーセージ	190	さつま揚げ	70
削りガツオ	680	ベーコン	230	サバ水煮缶詰め	190	カニ風味かまぼこ	77
干しエビ	990	アサリ水煮缶詰め	260	生ハム	200	ちくわ	110
サクラエビ（素干し）	1200	ハム類	260	ローストビーフ	200	はんぺん	110
		ウナギ蒲焼き	300			コンビーフ缶詰め	120
						つみれ	120

数値はすべて『日本食品標準成分表2015年版（七訂）』（文部科学省）から

カリウムを控えるポイント！

下ゆでや水さらしなど、カリウムを減らす調理のひと手間を。
カリウムが極端に多い食材は控えつつ、さまざまな食材を食べましょう。

野菜や芋類に含まれるカリウムの量は、調理によってある程度減らすことができます。カリウムは水にとけやすい性質があり、下ゆでしたり、水にさらしたりすると、カリウムがとけ出すためです。アクの強い食材では、同時にアクも除かれて、料理がおいしく仕上がります。

肉や魚にもカリウムは多く含まれていますが、こちらは多く食べすぎないように気をつければ、カリウムの量も自然とおさえることができます。

カリウムはほとんどの食品に含まれていますから、気にしすぎるとなにを食べればよいかわからなくなってしまいます。同じ食材ばかりを食べないようにして、特にカリウムが多い食材は控え、無理なく食事を楽しみましょう。

カリウムを控えるための調理のコツ

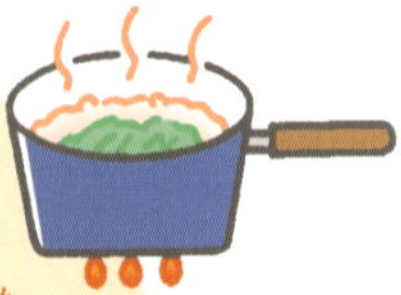

下ゆでする

いためる、揚げる、煮るなどの調理の前に、切った食材をたっぷりの湯で下ゆでします。キャベツやほうれん草などの葉野菜はゆでたあと、水にさらして水けを絞ります。

水にさらす

生で食べる場合は、ボールにたっぷりの水を張り、切った食材を入れて10分以上おきます。最後はざるにあげ、しっかりと水けをきるようにしましょう。

細かく切る

せん切りやさいの目切りなど、細かく切って表面積を増やすと、ゆでたり、水にさらしたりしたとき、カリウムが流れ出やすくなります。

カリウム控えめの野菜料理

調理の仕方や食材の選び方で、カリウムを控えた野菜のおかずです。
うま味、香り、酸味を活用した減塩のくふうもご紹介します。

キャベツと玉ねぎのオリーブ油あえ

ゆでてカリウムを減らしたキャベツと玉ねぎを
香りづけしたオリーブ油であえていため物風に。

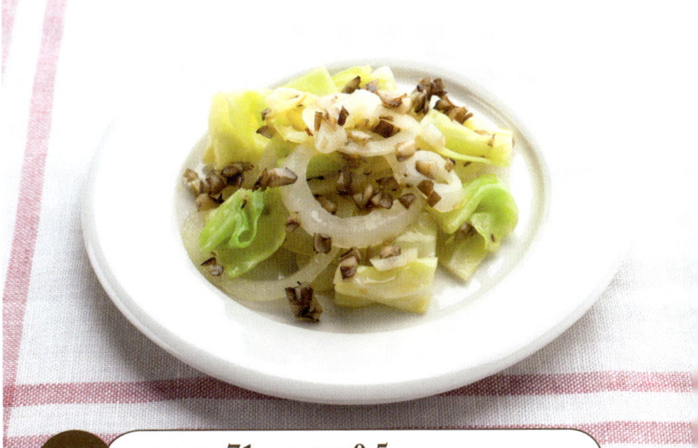

材料（1人分）

キャベツ……30g
玉ねぎ……30g
まいたけ……10g
にんにく……少量
オリーブ油……大さじ1/2
塩……ミニスプーン1/3強（0.5g）

作り方

1 まいたけとにんにくはみじん切りにする。
2 キャベツは2cm角に、玉ねぎは輪切りにし、ゆでる。
3 フライパンにオリーブ油を熱し、1を弱火でいためてカリッとさせる。
4 2に3を油ごと加えてあえ、塩で調味する。

1人分　エネルギー 71kcal　塩分 0.5g
たんぱく質 0.7g　カリウム 79mg　リン 18mg

トマトのサラダ

玉ねぎと貝割れ菜は、水にさらしてカリウム減。
ドレッシングは、はちみつの甘味でまろやかな味わいです。

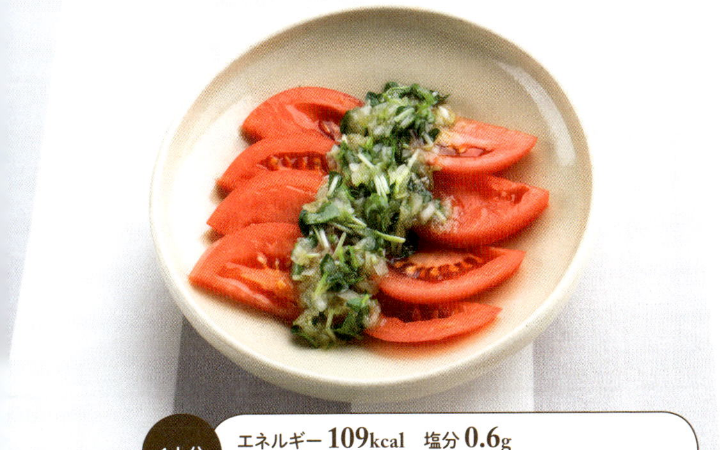

材料（1人分）

トマト……50g
玉ねぎ……10g
貝割れ菜……5g
ⓐ
- オリーブ油……小さじ2
- 酢……小さじ1
- はちみつ……小さじ1
- 塩……ミニスプーン1/2（0.6g）
- こしょう……少量

作り方

1 トマトは薄切りにして器に盛る。
2 玉ねぎはみじん切りにし、貝割れ菜は短く切る。水にさらして、水けをきる。
3 ⓐを混ぜ合わせてドレッシングを作る。
4 1に2を散らし、3をかける。

1人分　エネルギー 109kcal　塩分 0.6g
たんぱく質 0.6g　カリウム 122mg　リン 19mg

もやしとゴーヤーのピーナッツ酢あえ

野菜は薄切り、せん切りにしてからゆでて、カリウム減。
ゴーヤーの苦味とピーナッツの食感と香りがアクセント。

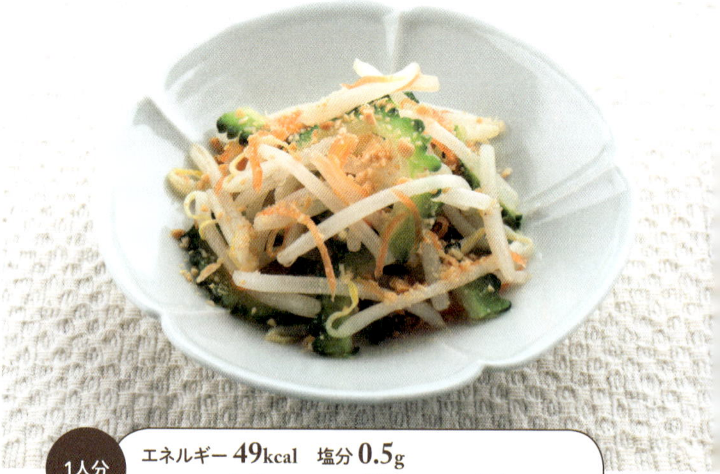

1人分　エネルギー49kcal　塩分0.5g　たんぱく質1.3g　カリウム87mg　リン24mg

材料（1人分）

もやし	40g
ゴーヤー	20g
にんじん	5g
ピーナッツ	2粒（2g）
ⓐ 酢	小さじ4
ⓐ 砂糖	小さじ2
ⓐ 塩	ミニスプーン1/3強（0.5g）

作り方

1 ゴーヤーは種とわたを除いて薄切りに、にんじんはせん切りにする。
2 もやしと1をゆでて、湯をきる。
3 ピーナッツは細かく砕く。
4 ⓐを合わせて、2をあえる。器に盛り、3を散らす。

とうがんとじゃこのいためなます

とうがんは比較的カリウムの少ない食材です。
カリカリのじゃこの食感と塩けがきいた一品です。

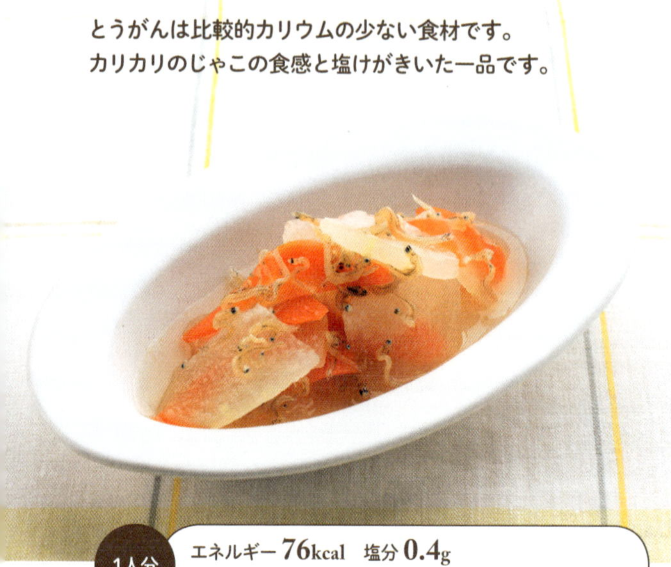

1人分　エネルギー76kcal　塩分0.4g　たんぱく質1.1g　カリウム94mg　リン26mg

材料（1人分）

とうがん	40g
にんじん	5g
ちりめんじゃこ	大さじ1/2（2g）
ごま油	小さじ1
ⓐ 酢	小さじ4
ⓐ 砂糖	小さじ2
ⓐ 塩	ミニスプーン1/4（0.3g）

作り方

1 とうがん、にんじんは薄切りにし、ゆでる。
2 フライパンにごま油とじゃこを入れてカリッとするまでいため、1を加えて軽くいためて火を消す。
3 ⓐを混ぜ合わせて、2をあえる。

スナップえんどうのマスタードサラダ

スナップえんどうはカリウム少なめ。
ゆでても存在感があるので料理のボリュームアップに便利です。

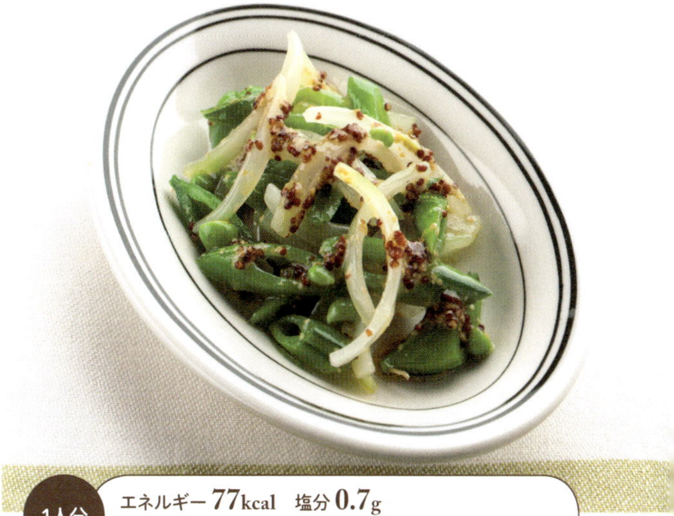

1人分 エネルギー77kcal　塩分0.7g　たんぱく質1.5g　カリウム89mg　リン39mg

材料（1人分）

	スナップえんどう	3個（30g）
	玉ねぎ	30g
a	塩	ミニスプーン1/3強（0.5g）
a	こしょう	少量
a	酢	小さじ1
b	粒入りマスタード	小さじ1
b	オリーブ油	小さじ1
b	砂糖	小さじ1/2

作り方

1 スナップえんどうは5～6mm幅の斜め切りに、玉ねぎは5mm幅の細切りにする。
2 1をゆでて湯をきり、aで下味をつける。
3 bを混ぜ合わせ、2を加えてあえる。

Point!
あえる前に下味をつけると、塩味を感じやすくなります。あえてから少しおけば、味がなじんでマリネ風に。

白菜とにんじんのいため甘酢づけ

しっかりと酸味がきいた甘酢づけです。
甘酢につける前にごま油でいため、こくと香りをプラス。

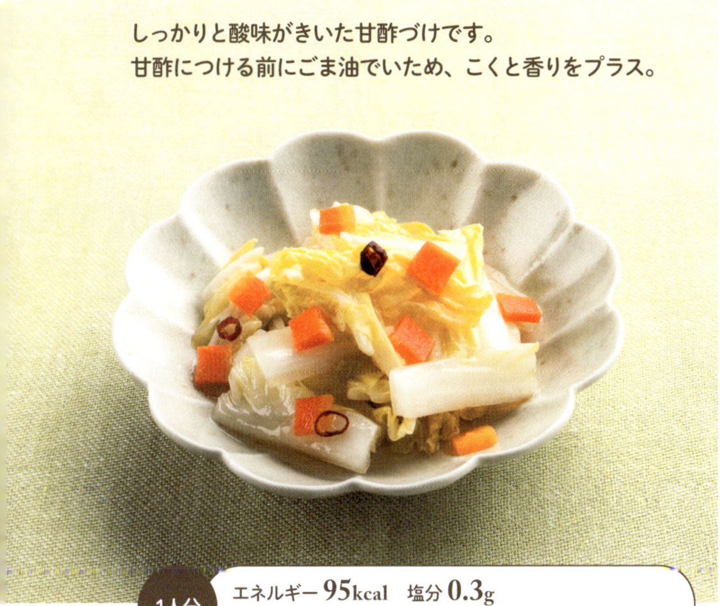

1人分 エネルギー95kcal　塩分0.3g　たんぱく質0.5g　カリウム129mg　リン19mg

材料（1人分）

	白菜	1/3枚（50g）
	にんじん	5g
	ごま油	大さじ1/2
a	酢	大さじ2
a	砂糖	小さじ2
a	塩	ミニスプーン1/4（0.3g）
a	水	10g
a	赤とうがらし・にんにくの薄切り	各少量

作り方

1 aを混ぜ合わせて甘酢を作る。
2 白菜は1cm幅、3cm長さに切る。にんじんは7mm角の色紙切りにする。
3 フライパンにごま油を熱し、2をさっといため、1の甘酢につける。20分ほど置いて味をなじませる。

冷凍里芋の黒ごま煮

生芋よりカリウムが少ない冷凍里芋を使います。甘めの味つけと、たっぷりまぶした黒ごまで、少量の芋も食べごたえアップ。

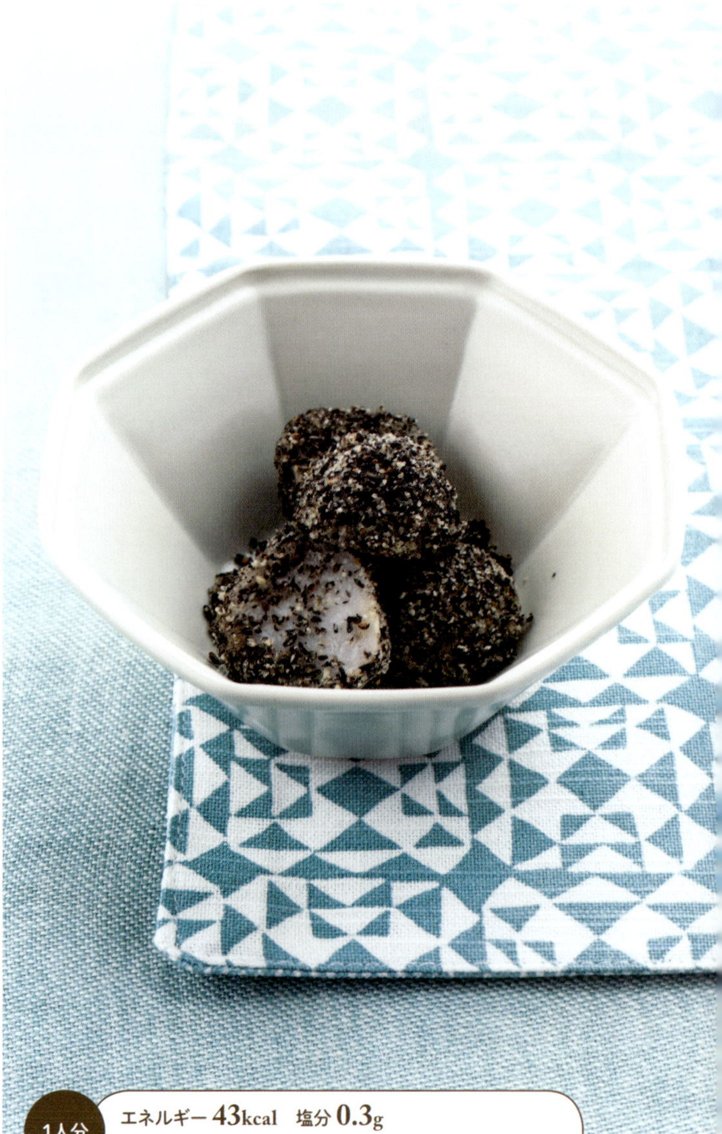

材料（1人分）

冷凍里芋……小2個（25g）
ⓐ だし……1/4カップ
ⓐ 砂糖……小さじ1
ⓐ 塩……ミニスプーン1/4（0.3g）
黒すりごま……小さじ1

作り方

1 なべにⓐを合わせ、凍ったままの里芋を入れて、やわらかくなるまで15～20分煮る。
2 1を食べやすい大きさに切り、ごまをまぶす。

Point!

芋類はどれもカリウムが多いので、食べる場合はごく少量に。この料理を一つの目安にしてください。冷凍里芋は、カリウムの含有量が100gあたり340mgで、生の里芋の640mgと比べるとかなり少なめ。下処理の手間もなく便利です。

1人分　エネルギー 43kcal　塩分 0.3g　たんぱく質 1.1g　カリウム 125mg　リン 31mg

揚げなすとねぎのトマト煮

なすを揚げたこく、トマトのうま味、ハーブの香りで、量が少なめでも満足感を得られる一品です。

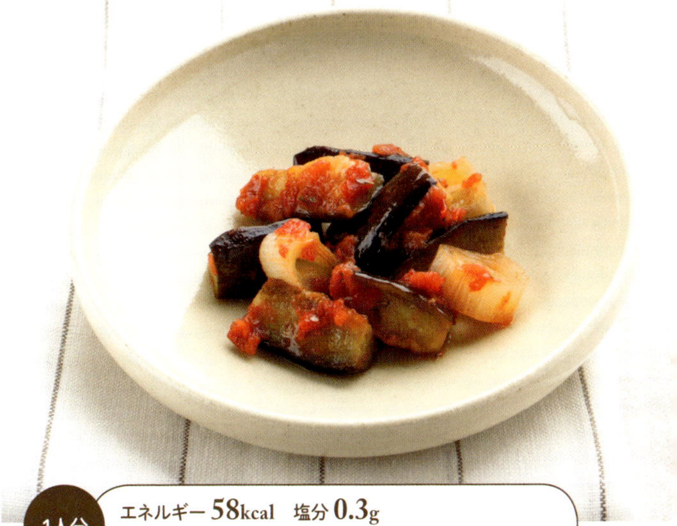

1人分
エネルギー 58kcal　塩分 0.3g
たんぱく質 0.5g　カリウム 97mg　リン 12mg

材料（1人分）

なす……小1/2本（30g）
ねぎ……5g
揚げ油……適量
トマト……10g
ⓐ 水……大さじ2
ⓐ オレガノ・タイム・赤とうがらし……各少量
ⓐ 塩……ミニスプーン1/4（0.3g）

作り方

1 なすは3cm長さに切ってから縦6つ割に切る。水にさらし、しっかりと水けをきる。ねぎは2cm長さに切る。
2 揚げ油を170～180℃に熱し、1を素揚げにする。
3 トマトはあらみじん切りにする。
4 なべに2、トマト、ⓐを加え、全体がくったりとなって味がなじむまで煮る。

アスパラガスと白菜の煮浸し

煮る前に下ゆでするので、煮汁ごと食べてもカリウムをとりすぎる心配はありません。

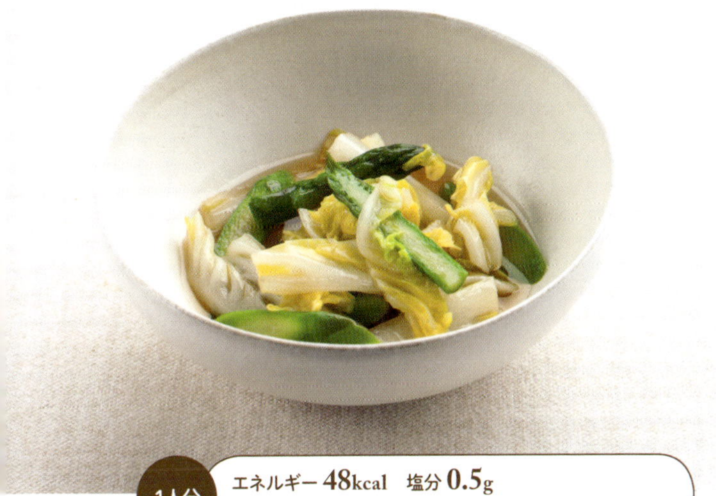

1人分
エネルギー 48kcal　塩分 0.5g
たんぱく質 0.7g　カリウム 95mg　リン 21mg

材料（1人分）

グリーンアスパラガス……1本（15g）
白菜……1/4枚（30g）
ごま油……小さじ1
ⓐ だし……大さじ2
ⓐ しょうゆ……小さじ1/6
ⓐ 塩……ミニスプーン1/4（0.3g）
ⓐ 砂糖……小さじ1/3

作り方

1 アスパラガスは斜め薄切りにする。白菜は軸は繊維に沿って4cm長さの細切りにし、葉は食べやすく切る。
2 1をゆでて湯をきる。
3 なべにごま油を中火で熱し、2を軽くいためる。ⓐを加えてひと煮し、火を消す。

かぶとパプリカのナムル

かぶの葉とパプリカで彩りよく仕上げます。
ゆでてからあえるのでカリウム控えめ。少し甘めの味つけです。

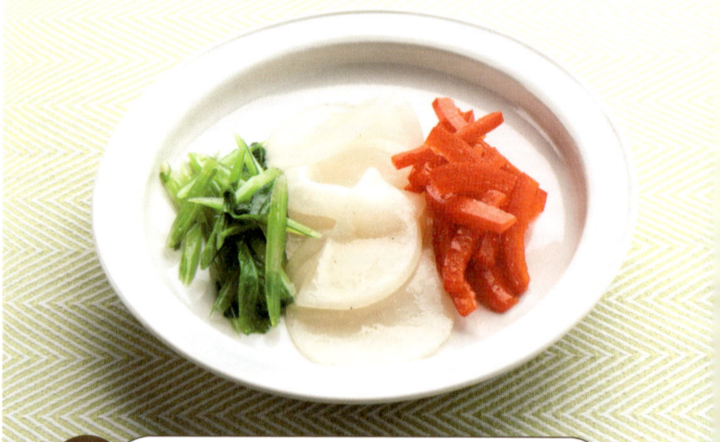

材料（1人分）

かぶ……………………1/3個（25g）
かぶの葉……………………5g
赤パプリカ……………………10g
ⓐ ごま油……………………小さじ1
ⓐ 砂糖……………………小さじ1/3
ⓐ 塩……………………ミニスプーン1/3強（0.5g）
ⓐ こしょう……………………少量

作り方

1 かぶとパプリカは薄切りにし、かぶの葉は食べやすく切る。
2 1をそれぞれゆでる。
3 ⓐを混ぜ合わせて2をあえ、盛り合わせる。

1人分 エネルギー 50kcal　塩分 0.5g
たんぱく質 0.4g　カリウム 87mg　リン 11mg

オクラときゅうりのさんしょうあえ

さんしょうとごま油の香りをきかせ、塩は少量に。
きゅうりもさっとゆでると味がなじみやすくなります。

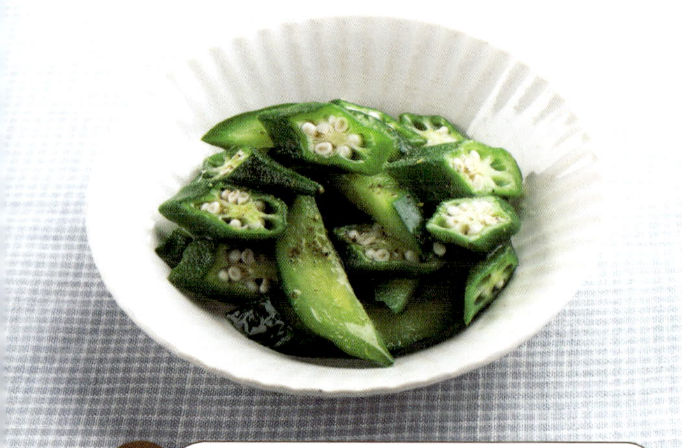

材料（1人分）

オクラ……………………2本（20g）
きゅうり……………………1/3本（30g）
ⓐ ごま油……………………小さじ1
ⓐ 塩……………………ミニスプーン1/4（0.3g）
ⓐ 粉ざんしょう……………………少量

作り方

1 オクラはゆでて、5mm幅の斜め切りにする。
2 きゅうりは縦半分に切り、5mm幅の斜め切りにし、色が鮮やかになる程度にさっとゆでる。
3 1と2を合わせ、ⓐであえる。

1人分 エネルギー 48kcal　塩分 0.3g
たんぱく質 0.7g　カリウム 118mg　リン 22mg

葉ねぎとにんじんのサラダ

細かく切って水にさらすと、カリウムが抜けるとともに、パリッと仕上がり、量もたっぷりに見えます。

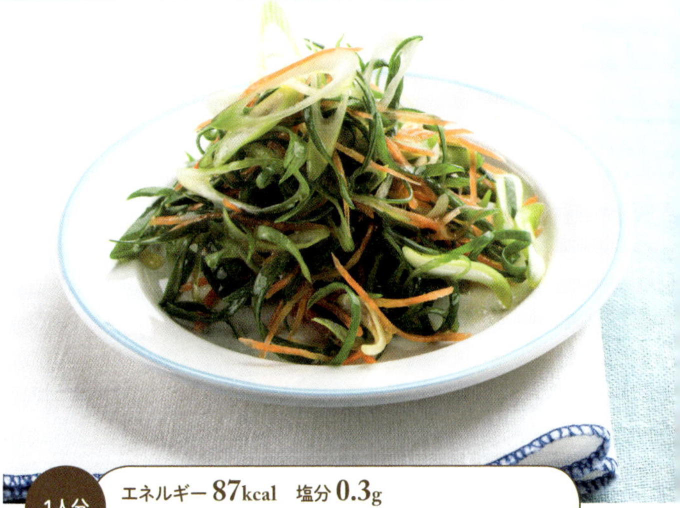

材料（1人分）

葉ねぎ……1本（25g）
にんじん……10g
ⓐ オリーブ油……小さじ2
ⓐ 酢……小さじ1
ⓐ 塩……ミニスプーン1/4（0.3g）
ⓐ こしょう……少量

作り方

1 葉ねぎは斜め薄切りに、にんじんはせん切りにする。
2 1をたっぷりの水によくさらしてパリッとさせ、しっかりと水けをきる。
3 ⓐを混ぜ合わせ、2をあえる。

1人分 エネルギー 87kcal 塩分 0.3g たんぱく質 0.6g カリウム 94mg リン 13mg

Point!
ねぎの辛味が気になる場合は、あえてから少しおいて味をなじませましょう。

大根の黒こしょう煮

ロリエの香りをきかせて減塩した洋風おかず。
大根を2つ折りにして盛りつけると、量が多く見えます。

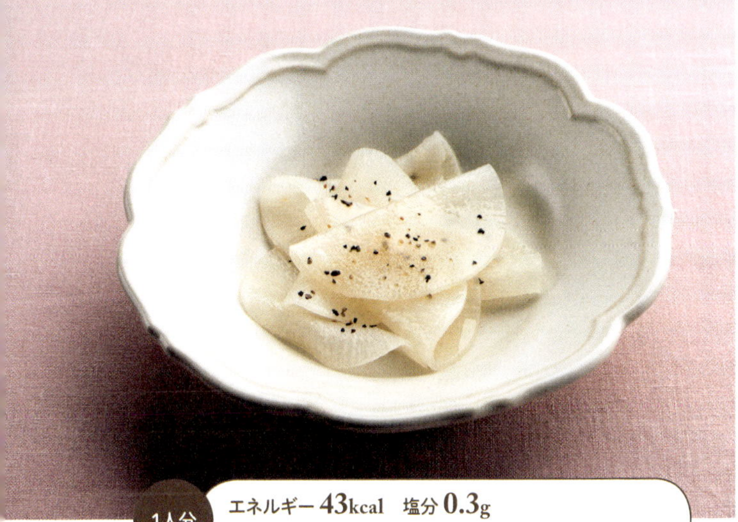

1人分 エネルギー 43kcal 塩分 0.3g たんぱく質 0.2g カリウム 59mg リン 4mg

材料（1人分）

大根……30g
オリーブ油……小さじ1
にんにくのみじん切り……少量
ⓐ 湯……1/4カップ
ⓐ ロリエ……少量
ⓐ 塩……ミニスプーン1/4（0.3g）
あらびき黒こしょう……少量

作り方

1 大根はごく薄い輪切りにし、さっとゆでる。
2 フライパンにオリーブ油とにんにくを入れて中火で熱し、1を軽くいためる。
3 ⓐを加えてひと煮し、あらびき黒こしょうをふって火を消す。

Point!
大根は、ごく薄く切って下ゆでするのがポイントです。カリウムが減るとともに、味がつきやすくなります。

はるさめとしいたけとピーマンのいため物

はるさめが調味料を吸うので、
減塩でも味をしっかり感じます。

材料（1人分）

はるさめ（乾）	20g
しいたけ	20g
ピーマン	1個（30g）
ごま油	小さじ1
ⓐ だし	大さじ2
ⓐ 砂糖	小さじ1
ⓐ オイスターソース	小さじ1/2
ⓐ 塩	ミニスプーン1/4（0.3g）
ⓐ こしょう	少量

作り方

1 はるさめはぬるま湯でもどし、食べやすい長さに切る。
2 しいたけとピーマンは細切りにし、ゆでる。
3 フライパンにごま油を熱し、2をいためる。
4 ⓐを加え、なじんだところに1を加え、いため合わせる。

Point!

はるさめとくず切りは、どちらもでんぷんから作られる食品です。カリウムもリンも少ないので、透析中でも安心して食べられます。料理に加えると、ボリュームが増すとともに、エネルギーもある程度確保することができます。

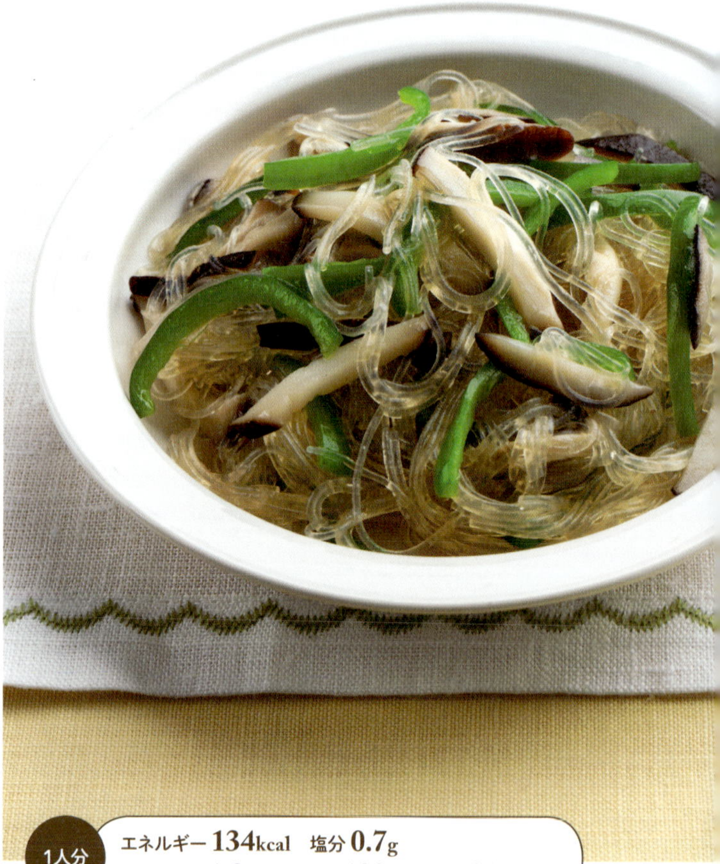

1人分　エネルギー134kcal　塩分0.7g　たんぱく質1.2g　カリウム132mg　リン31mg

はるさめのマヨネーズサラダ

マヨネーズに酢を加え、さっぱりとした味つけに。
はるさめにもよくなじみます。

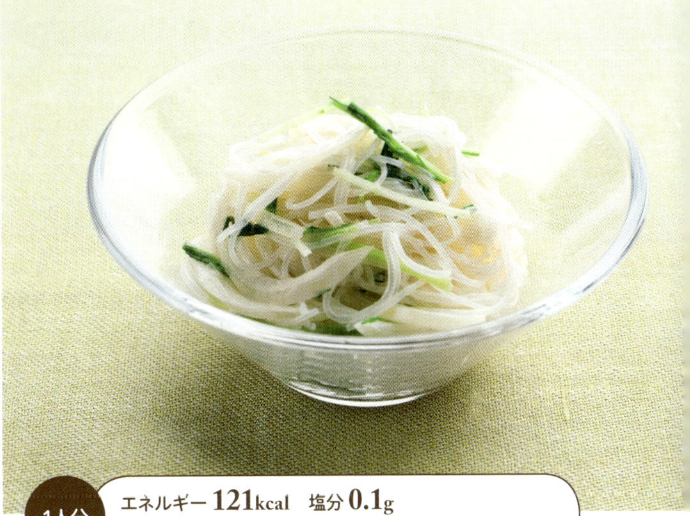

1人分　エネルギー 121kcal　塩分 0.1g　たんぱく質 0.4g　カリウム 54mg　リン 13mg

材料（1人分）

はるさめ（乾）	20g
玉ねぎ	20g
水菜	10g
ⓐ マヨネーズ	大さじ1/2
ⓐ 酢	大さじ1/2
ⓐ 砂糖	小さじ1/2
ⓐ ごま油	小さじ1/3

作り方

1 はるさめはぬるま湯でもどす。
2 玉ねぎは細切りに、水菜は3cm長さに切り、ゆでて水けを絞る。
3 ⓐを合わせ、2を加えて混ぜる。
4 1をさっとゆでて湯をきり、さめたら3に加えてあえる。

Point!
食材は、ゆでたあとしっかりと水けをきったほうがおいしく仕上がります。

トマトとにんにくの茎とくず切りの酢の物

合わせ酢にはごま油を加えてこくを出します。
よく混ぜて、くず切りに味をなじませましょう。

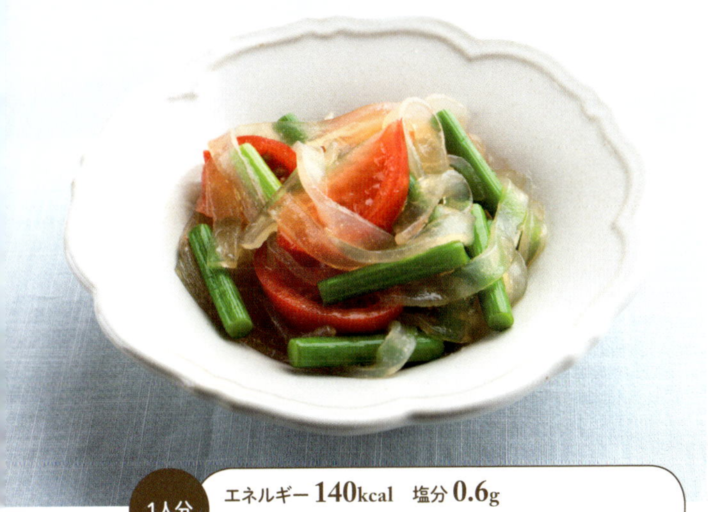

1人分　エネルギー 140kcal　塩分 0.6g　たんぱく質 0.8g　カリウム 99mg　リン 22mg

材料（1人分）

トマト	20g
にんにくの茎	30g
くず切り（乾）	20g
ⓐ ごま油	小さじ1
ⓐ 酢	小さじ2
ⓐ しょうゆ	小さじ1/3
ⓐ 砂糖	小さじ1
ⓐ 塩	ミニスプーン1/4（0.3g）

作り方

1 にんにくの茎は3cm長さに切り、ゆでる。
2 くず切りはゆでて、食べやすい長さに切る。
3 トマトは小さめのくし形に切る。
4 ⓐを混ぜ合わせ、1、2、3を加えてあえる。

しらたき入り コールスローサラダ

カリウムの少ないしらたきでボリュームアップ。
マスタードの風味と辛味がきいておいしい。

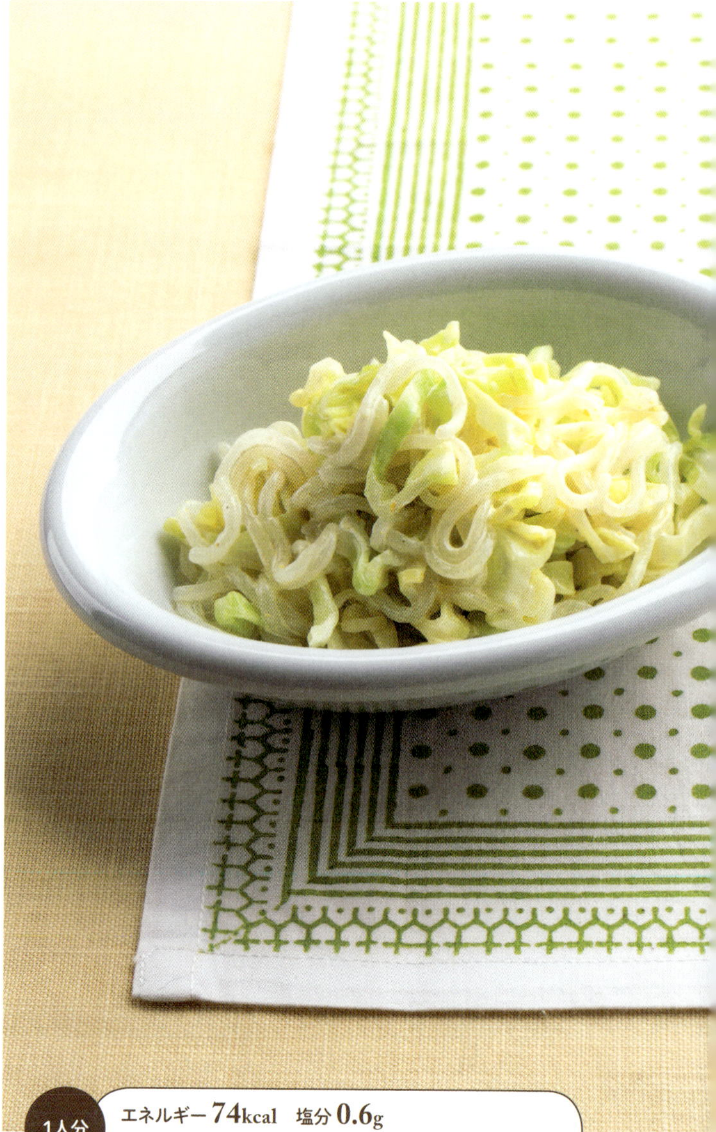

材料（1人分）

キャベツ……50g
ⓐ 酢……小さじ1
ⓐ 塩……ミニスプーン1/6（0.2g）
ⓐ こしょう……少量
しらたき……30g
ⓑ 酢……小さじ2
ⓑ 塩……ミニスプーン1/6（0.2g）
ⓑ こしょう……少量
マヨネーズ……小さじ2
練りマスタード……小さじ1/3弱

作り方

1 キャベツは細切りにしてゆでて軽く水けを絞り、ⓐで下味をつける。
2 しらたきは食べやすく切り、下ゆでする。なべに入れてⓑを加えて火にかけ、いりつける。
3 マヨネーズと練りマスタードを混ぜ合わせ、1と2をあえる。

Point!

キャベツとしらたきは、それぞれゆでて下味をつけておくことで、少ない調味料でも全体にしっかりと味がつきます。

しらたきのカリウム含有量は100gあたり12mg、こんにゃくは44mgとごく少なめ。どちらも料理をボリュームアップするには最適の食材です。

1人分　エネルギー74kcal　塩分0.6g　たんぱく質0.7g　カリウム51mg　リン18mg

五色いためなます

野菜、しらたき、きくらげ、それぞれの食感が楽しめるさっぱりとした一品。

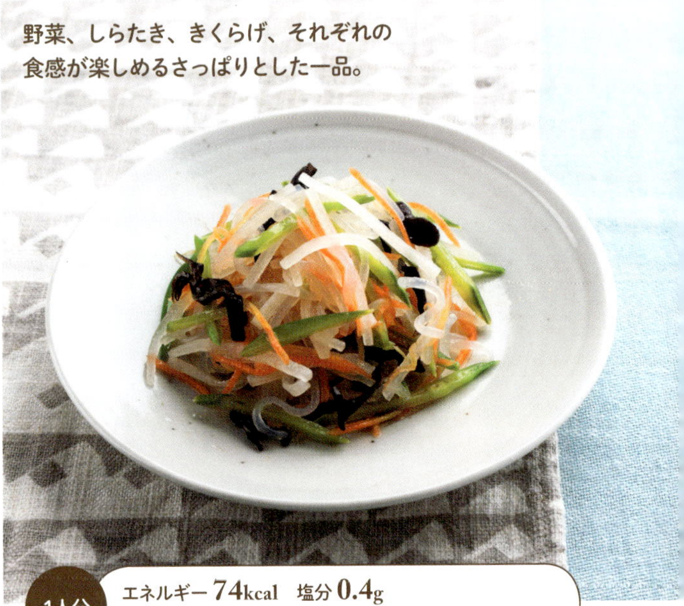

1人分 エネルギー 74kcal 塩分 0.4g たんぱく質 0.4g カリウム 64mg リン 11mg

材料（1人分）

しらたき	30g
大根	20g
にんじん・さやえんどう	各5g
きくらげ（乾）	0.5g
ごま油	小さじ1
塩	ミニスプーン1/3（0.4g）
砂糖	小さじ2
酢	小さじ4

作り方

1 きくらげは水でもどす。
2 大根、にんじん、さやえんどう、きくらげはせん切りに、しらたきは食べやすい長さに切り、それぞれゆでる。
3 ごま油を熱し、2を軽くいためる。油がなじんだら塩と砂糖を加えていため合わせる。
4 火から下ろし、酢を加えてあえる。

Point!

きくらげは100gあたり1000mgのカリウムを含みますが、この料理で使う量は0.5gなので、カリウムはわずか5mgです。

こんにゃくとれんこんのカレーいため

カレーの風味と塩分がしっかりと感じられ、ごはんがすすむ味つけです。

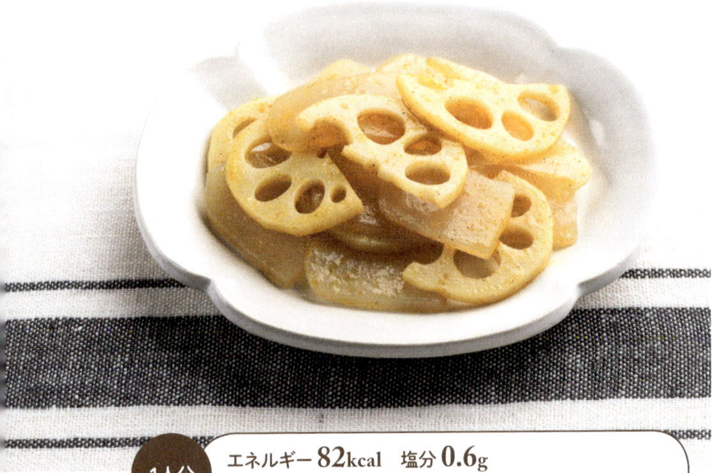

1人分 エネルギー 82kcal 塩分 0.6g たんぱく質 0.4g カリウム 84mg リン 24mg

材料（1人分）

こんにゃく	40g
れんこん	30g
オリーブ油	大さじ1/2
カレー粉	少量
ⓐ 塩	ミニスプーン1/2（0.6g）
ⓐ 砂糖	小さじ1/2
ⓐ 水	大さじ2

作り方

1 こんにゃくは薄く切って、下ゆでする。
2 れんこんは薄く切って水にさらし、ゆでる。
3 フライパンにオリーブ油を中火で熱し、れんこんをいためる。油がなじんだら、こんにゃくを加えていためる。
4 カレー粉をふり入れていため合わせ、ⓐを加え、汁けがなくなるまでいためる。

カリウム含有量別分類表

数値は食品100gあたりの含有量です。特に記載のないものは生の数値です。
1食の使用量が少ないものもあるので気をつけてください。野菜やきのこの（　）内の数値は、ゆでたもの100gあたりの含有量です。
ゆでたあとの重量を計量できる場合は、（　）内の数値を使って口に入るカリウム量を計算することができます。

魚介類（100gあたり）

401mg以上		351～400mg		311～350mg		251～310mg		250mg以下	
初ガツオ	430	アジ	360	カマス	320	イワシ	270	シジミ	83
エビ（クルマエビ）	430	大西洋サケ（アトランティックサーモン）	360	サバ	330	エビ（バナメイエビ）	270	ワカサギ	120
ヒラメ	440	ホッケ	360	カレイ	330	タラバガニ	280	アサリ	140
マダイ	440	アナゴ	370	キンメダイ	330	タコ	290	ハマグリ	160
メカジキ	440	アユ	370	キス	340	タチウオ	290	カキ	190
ハモ	450	スズキ	370	ギンダラ	340	イサキ	300	サンマ	200
ヒラマサ	450	ブリ	380	ギンザケ	350	スルメイカ	300	シシャモ（輸入品）	200
フグ	470	ベニザケ	380	シロサケ	350	アコウダイ	310	シラス干し	210
カンパチ	490	マスノスケ（キングサーモン）	380	タラ	350	エビ（アマエビ）	310	ウナギ	230
サワラ	490	マグロ（赤身）	380	メバル	350	シタビラメ	310	エビ（ブラックタイガー）	230
		戻りガツオ	380			ズワイガニ	310	マグロ（トロ）	230
		ムツ	390			ホタテガイ	310	ハタハタ	250

芋、でんぷん製品、きのこ、海藻類など（100gあたり）

451mg以上		401～450mg		301～400mg		201～300mg		200mg以下	
さつま芋	480	まつたけ	410	エリンギ	340（ゆで260）	まいたけ	230（ゆで110）	くず切り	3
里芋	640	じゃが芋	410	冷凍里芋	340	なめこ	240（ゆで210）	しらたき	12
納豆	660	長芋	430	えのきたけ	340（ゆで270）	しいたけ	280（ゆで200）	わかめ（塩蔵・塩抜き）	12
		カットわかめ	440	マッシュルーム	350（ゆで310）			はるさめ	14
				しめじ	380（ゆで340）			きくらげ（ゆで）	37
								こんにゃく	44

野菜類（100g あたり）

401mg以上

カリフラワー	410（ゆで 220）
セロリ	410
そら豆	440（ゆで 390）
れんこん	440（ゆで 240）
かぼちゃ	450（ゆで 430）
春菊	460（ゆで 270）
水菜	480（ゆで 370）
小松菜	500（ゆで 140）
にら	510（ゆで 400）
枝豆	590（ゆで 490）
冷凍枝豆	650
ほうれん草	690（ゆで 490）

301〜400mg

ごぼう	320（ゆで 210）
小ねぎ	320
ズッキーニ	320
あさつき	330
かぶの葉	330（ゆで 180）
ふき	330（ゆで 230）
グリーンピース	340（ゆで 340）
ししとうがらし	340
ブロッコリー	360（ゆで 180）
菜の花	390（ゆで 170）
大根の葉	400（ゆで 180）

251〜300mg

さやいんげん	260（ゆで 270）
オクラ	260（ゆで 280）
ゴーヤー	260
青梗菜	260（ゆで 250）
アスパラガス	270（ゆで 260）
にんじん	270（ゆで 240）
しょうが	270
とうもろこし	290（ゆで 290）
ミニトマト	290

201〜250mg

トマト	210
みょうが	210
赤パプリカ	210
うど	220
なす	220（ゆで 180）
白菜	220（ゆで 160）
大根	230（ゆで 210）
わけぎ	230（ゆで 190）
かぶ	250（ゆで 250）

200mg以下

もやし	69（ゆで 24）
貝割れ菜	99
玉ねぎ	150（ゆで 110）
スナップえんどう	160
にんにくの茎	160（ゆで 160）
ピーマン	190
ねぎ	200（ゆで 150）
キャベツ	200（ゆで 92）
きゅうり	200
さやえんどう	200（ゆで 160）
レタス	200
とうがん	200（ゆで 200）

くだもの類（100g あたり）

301mg以上

メロン	350
バナナ	360
干しプルーン	480
干し柿	670
アボカド	720
干しぶどう	740
干しいちじく	840
干しあんず	1300

201〜300mg

さくらんぼ	210
プルーン	220
ざくろ	250
アメリカンチェリー	260
キウイフルーツ	290

151〜200mg

びわ	160
いちご	170
柿	170
いちじく	170
夏みかん	190

101〜150mg

すいか	120
りんご	120
ぶどう	130
グレープフルーツ	140
オレンジ	140
なし	140
みかん	150
パイナップル	150

100mg以下

りんごジャム	33
グリーンオリーブ	47
いちごジャム	67
ブルーベリー	70
ブルーベリージャム	75
みかん缶詰め（缶汁を除く）	75
もも缶詰め（缶汁を除く）	80

数値はすべて『日本食品標準成分表 2015 年版（七訂）』（文部科学省）から

おいしく減塩！ 汁物

味はある程度しっかりつけ、
汁の量を少なめに調整して減塩するのがポイントです。
献立にめりはりがつき、満足感もアップ！
水分のとりすぎも防げます。

せん切り野菜スープ

材料（1人分）

- 玉ねぎ……20g
- レタス……½枚（20g）
- にんじん……5g
- ベーコン……5g
- オリーブ油……小さじ1
- 湯……75mℓ
- 固形ブイヨン……⅛個（0.5g）
- こしょう……少量

作り方

1. 玉ねぎ、レタス、にんじん、ベーコンはせん切りにする。
2. なべにオリーブ油を熱し、1をしんなりするまでしっかりいためる。
3. 湯と固形ブイヨンを加えてひと煮立ちさせ、こしょうをふり、火を消す。

カリウムの少ない食材を選べば、ゆでこぼさなくても
カリウム控えめにできます。

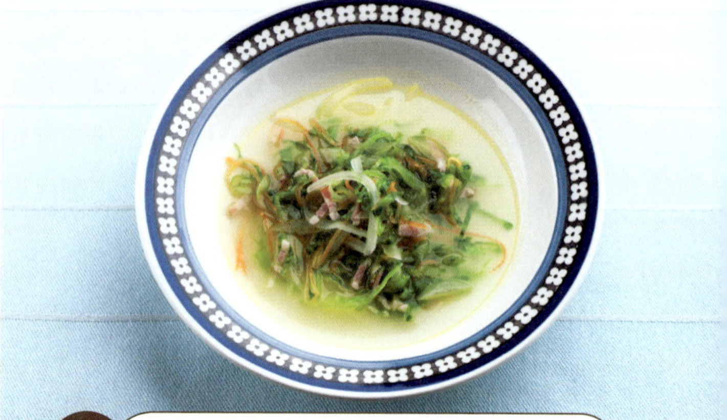

1人分　エネルギー 71kcal　塩分 0.3g
たんぱく質 1.1g　カリウム 99mg　リン 25mg

トマトのみそ汁

材料（1人分）

- トマト……30g
- オリーブ油……小さじ1
- だし（冷たいもの）……75mℓ
- かたくり粉……小さじ½
- みそ……小さじ⅔
- 粉ざんしょう……少量

作り方

1. トマトは湯むきする。
2. なべにオリーブ油を中火で熱し、トマトを軽くソテーする。
3. 冷たいだしにかたくり粉をとかし、2に注ぐ。ひと煮立ちさせ、みそをとき入れる。
4. 器に盛り、粉ざんしょうをふる。

冷たいだしにかたくり粉をといてから煮立て、
トマトが煮くずれないように手早く仕上げます。

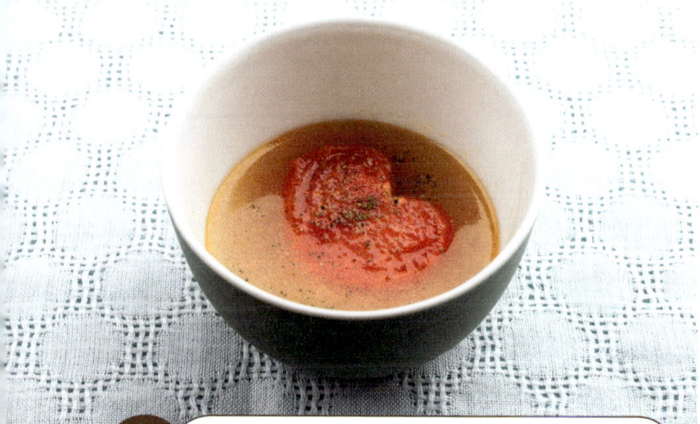

1人分　エネルギー 57kcal　塩分 0.6g
たんぱく質 1.0g　カリウム 129mg　リン 25mg

サクラエビ入り白玉団子のすまし汁

材料（1人分）

白玉粉……大さじ1強（10g）
水……適量
サクラエビ……大さじ1（2g）
貝割れ菜……10g
┌ だし……75mℓ
│ 塩……ミニスプーン1/3強（0.5g）
│ しょうゆ……ミニスプーン1/3強（0.5g）
└ みりん……小さじ1/6

作り方

1 サクラエビは軽くからいりする。
2 白玉粉に水を少しずつ加えて耳たぶくらいのかたさに練り、1を加えて練り混ぜる。3等分にしてそれぞれ丸めてゆでる。
3 貝割れ菜はゆでる。
4 だしを温め、塩、しょうゆ、みりんで調味する。
5 器に2、3を盛り、4を注ぐ。

サクラエビを練り込んだ白玉団子は、うま味があってもちもちとして、食べごたえもしっかり。

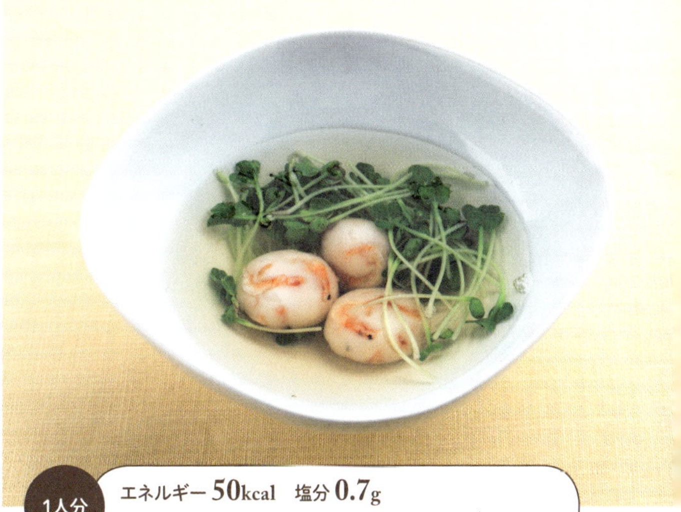

1人分　エネルギー 50kcal　塩分 0.7g　たんぱく質 2.4g　カリウム 84mg　リン 45mg

おろし大根とのりのスープ

材料（1人分）

大根……20g
焼きのり……1/6枚（0.5g）
だし……75mℓ
塩……ミニスプーン1/3強（0.5g）
┌ かたくり粉……小さじ1
└ 水……小さじ1
ごま油……小さじ1/2
こしょう……少量

作り方

1 大根はすりおろし、ざるにあげて汁けをきる。
2 のりは小さくちぎる。
3 だしを温め、塩で調味する。水どきかたくり粉を加え、とろみをつける。
4 1と2を加えてひと煮し、器に盛ってごま油とこしょうをふる。

とろみをつけることで全体に味がなじんで、食べやすくおいしくなります。

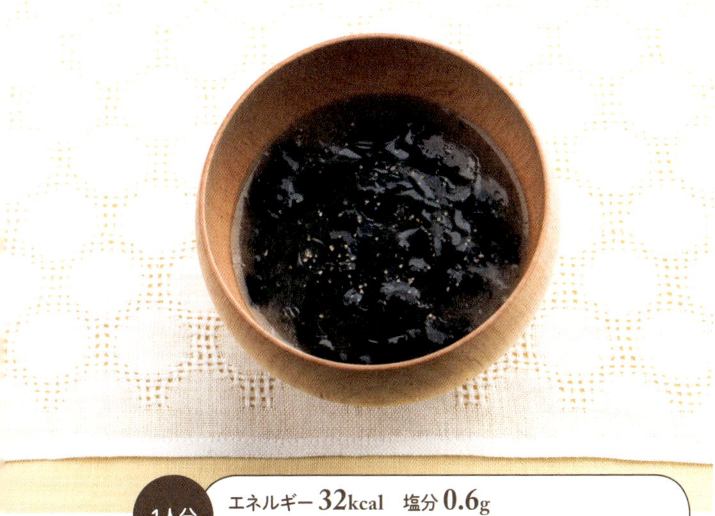

1人分　エネルギー 32kcal　塩分 0.6g　たんぱく質 0.5g　カリウム 68mg　リン 15mg

Point!
おろし大根は、水けをきるとカリウムが減らせます。軽く絞ってもよいでしょう。

食事によるエネルギーが不足すると、
腎臓への負担が増すことにもつながります。
食欲がないときでも食べやすく、
カリウムやリンが控えめのおやつでエネルギーを補給しましょう。

エネルギーアップ!
おやつ

はちみつジャスミンシャーベット

ジャスミン茶のさわやかな香りで、
はちみつの甘さがさっぱりと感じられます。

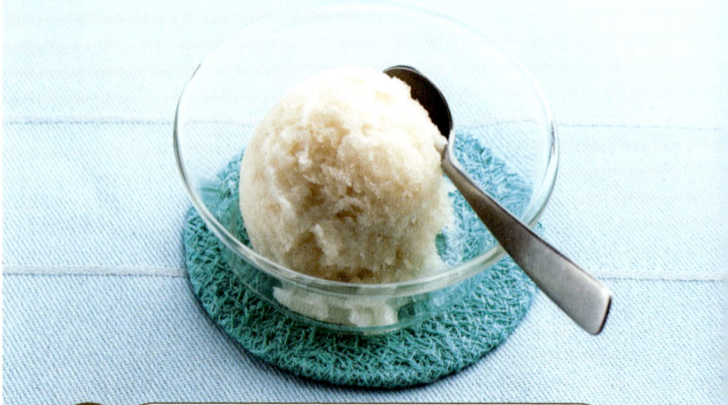

1人分 エネルギー 89kcal 塩分 0g
たんぱく質 0.2g カリウム 22mg リン 2mg

材料(作りやすい量、3人分)

はちみつ……90g
ジャスミン茶……180ml

作り方

1 温かいジャスミン茶にはちみつを加えて混ぜ、とかす。
2 1を容器に流し入れ、あら熱がとれたら冷凍庫に入れる。ときどきかき混ぜて空気を含ませながら凍らせる。

Point!
ジャスミン茶の代わりに紅茶を使ってもOK。カリウムはやや少なくなります。

ジャムかん

生のくだものを食べるよりもカリウム控えめ。
ジャムは好みのものに代えてもOKです。

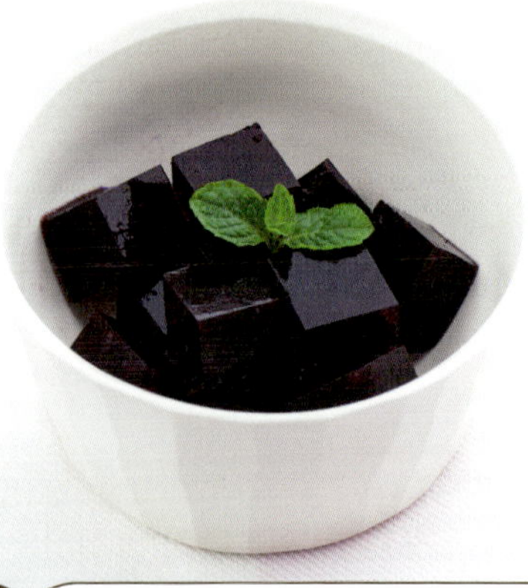

1人分 エネルギー 73kcal 塩分 0g
たんぱく質 0.3g カリウム 30mg リン 5mg

材料(作りやすい量、4人分)

ブルーベリージャム……160g
水……$\frac{4}{5}$カップ
粉かんてん……2g
ミント(あれば)……少量

作り方

1 粉かんてんを分量の水とともになべに入れ、弱めの中火にかけて煮とかす。
2 かんてんがとけたら2分しっかりと煮立て、ジャムを加えて混ぜ合わせる。
3 火から下ろして型に流し入れ、冷蔵庫で冷やしかためる。
4 型から取り出して食べやすい大きさに切り分け、器に盛ってミントを飾る。

白玉くず湯 ゆず風味

くず湯と白玉団子でしっかりエネルギー補給。
ゆずの風味のやさしい味わいです。

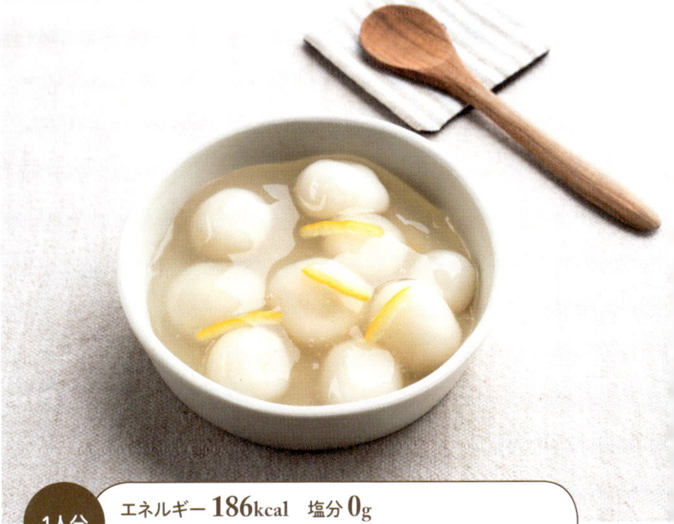

材料（1人分）

- 白玉粉……大さじ2強（20g）
- 砂糖……大さじ1強（10g）
- 水……適量
- くず粉……大さじ1弱（8g）
- 砂糖……小さじ4
- 水……2/5カップ
- ゆずの皮のせん切り……少量

作り方

1 白玉粉と砂糖を合わせ、水を少しずつ加えて耳たぶくらいのかたさに練る。小さく丸めて、ゆでる。
2 なべにくず粉と砂糖を合わせ、水を加えてとかす。火にかけ、混ぜながらひと煮立ちさせ、とろりとしたらゆずの皮を加えて火を消す。
3 器に1の白玉を盛り、2のくず湯を注ぐ。

1人分　エネルギー 186kcal　塩分 0g　たんぱく質 1.3g　カリウム 1mg　リン 10mg

くず切りのコーヒーシロップかけ

くず切りはカリウムを含まない安心食材。
エネルギー補給にぴったりです。

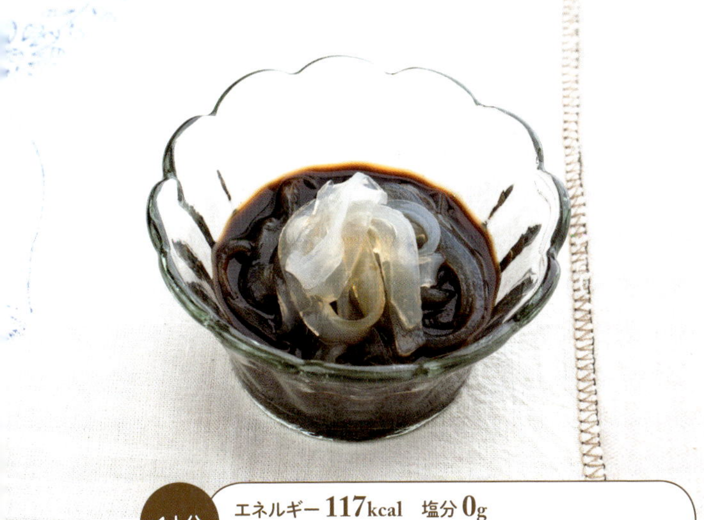

材料（1人分）

- くず切り（乾）……15g
- 砂糖……小さじ5
- インスタントコーヒー……小さじ1（2g）
- 熱湯……小さじ5

作り方

1 コーヒーシロップを作る。砂糖とコーヒーを合わせ、熱湯を注いでとかし、冷やす。
2 くず切りはゆでて、冷水にとる。
3 2の水けをきって器に盛り、1のコーヒーシロップをかける。

Point!

インスタントコーヒーはカリウムが多いのでごく少量に。好みで生クリーム（乳脂肪）を少量かけてもよいでしょう。

1人分　エネルギー 117kcal　塩分 0g　たんぱく質 0.4g　カリウム 73mg　リン 9mg

透析・腎移植 Q&A ②

Q 透析治療を始める前は低たんぱく質ごはんを食べていました。透析治療を開始しても、低たんぱく質ごはんを続けたほうがいいですか?

A 透析を始める直前の段階では、一日のたんぱく質摂取量を40g前後※(標準体重1kgあたり0.6〜0.8g)まで制限する場合が多くあります。「低たんぱく質ごはん」をとり入れなければむずかしい、非常に厳しい制限です。しかし、透析を開始すると、たんぱく質摂取量の目安は一日60g前後※(15ページ)となり、制限はゆるやかになります。透析を開始したら、低たんぱく質ごはんをやめて、普通のごはんに切りかえても問題ありません。

もちろん、低たんぱく質ごはんを続けてもけっこうです。主食のたんぱく質量が少なくなる分、肉や魚の量を増やすことができます。食事の内容によって、普通のごはんと使い分けてもよいでしょう。

※たんぱく質摂取量の数値は、標準体重60kgの場合です。

Q リンを控えるために牛乳を飲まないようにしていますが、カルシウム不足が心配です。

A 牛乳をはじめ乳製品は、たんぱく質やリンを多く含むため、透析治療中の人は控えたほうがよい食品です。カルシウムをとりたい場合は、乳酸菌飲料を利用するとよいでしょう。カルシウムを強化した乳酸菌飲料は、スーパーなどでも手軽に入手できます。牛乳よりもたんぱく質が少ないためリンも比較的少なく、乳酸菌によって腸内環境がととのいやすくなるという利点もあります。

味が牛乳に近いものとしては、普通の牛乳よりもリンやカリウムの含有量を大幅におさえた「低リン牛乳」という乳飲料があります。普通の牛乳と比べると価格は高めですが、インターネットの通信販売などで購入できます。

Q 高齢のため、食べる量が減っています。たんぱく質の制限をするとさらに食事量が減ってしまいます。効率よくエネルギーをとるにはどうしたらよいですか?

A 高齢になると、運動量や筋肉量が減ったり、内臓機能が低下したりして、ただでさえ食が細くなりがちです。そこにたんぱく質の制限が加わると、エネルギー不足に陥りやすくなります。高齢のかたの場合、エネルギー不足が「寝たきり」につながるリスクもあるため、たんぱく質制限よりも、まずは低栄養を避けることが優先されるケースもあります。必要な食事量がとれていないと感じるかたは、まず、医師や栄養士に相談してください。

効率的にエネルギーを摂取する方法の一つとしては、エネルギー補給食品の利用があります。たとえば、でんぷんから作られた低甘味、低粘性の「粉あめ」は、飲み物や料理に加えると、食事のエネルギー量をアップさせることができます。たんぱく質やカリウムが少なく、エネルギーが補給できるゼリーなども市販されています。

ふだんの食事でも、料理の味に支障が出ない範囲で砂糖や油をやや多めに使う、カリウムやリンが少なくエネルギー量がとりやすいはるさめ、くず切り、白玉粉などを活用するなどして、少しずつエネルギー量を増やすことが可能です。

PART 4

栄養バランスのよい献立組み合わせ例

この本で紹介した料理を組み合わせた献立集です。
食塩やたんぱく質、カリウム、リンが目安量より控えめの献立もありますので、
外食を楽しみたいときに前後の食事としても活用できます。
この本では、一日 1800kcal を目安に献立を組んでいますので、
小柄な人や女性は主食の量をやや少なく調節しましょう。
(適正エネルギーの計算方法は 14 ページ参照)
エネルギーとたんぱく質の摂取量は、標準体重 60kg の場合で設定してあります。

透析治療中の食事

献立組み合わせ例

献立1

一日合計
エネルギー 1866kcal　塩分 4.9g
たんぱく質 54.1g　カリウム 1425mg　リン 756mg

塩分控えめなので、朝食か夕食に味つけのりやふりかけを加えてもかまいません。

朝食

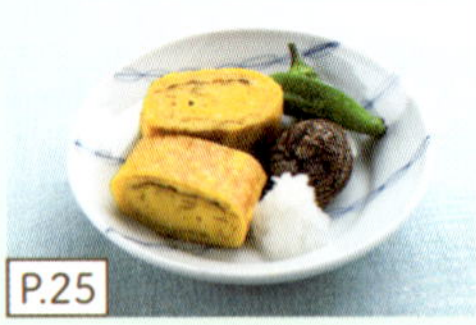
P.25

甘い卵焼き

＋

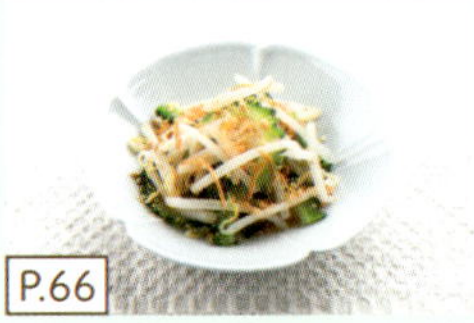
P.66

もやしとゴーヤーの
ピーナッツ酢あえ

＋

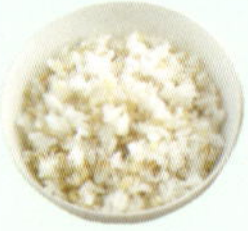

エネルギー 302kcal
塩分 0g
たんぱく質 4.5g
カリウム 52mg
リン 61mg

ごはん 180g

エネルギー 549kcal　塩分 1.0g
たんぱく質 15.5g　カリウム 299mg　リン 231mg

昼食

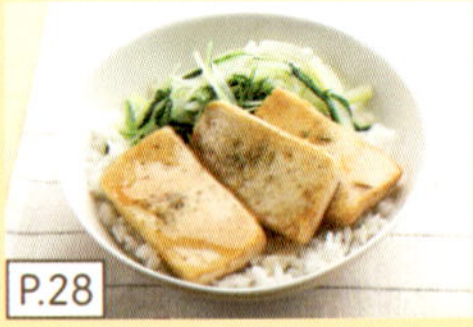
P.28

豆腐照り焼き丼

＋

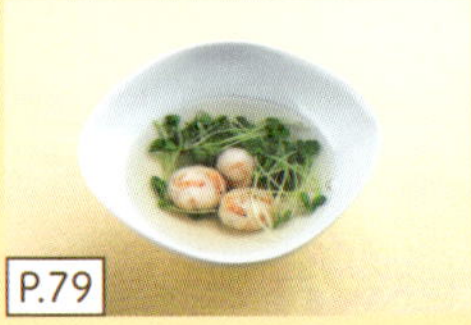
P.79

サクラエビ入り白玉団子の
すまし汁

＋

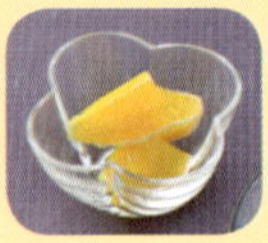

エネルギー 20kcal
塩分 0g
たんぱく質 0.5g
カリウム 70mg
リン 12mg

オレンジ 50g

エネルギー 643kcal　塩分 2.1g
たんぱく質 18.6g　カリウム 618mg　リン 325mg

夕食

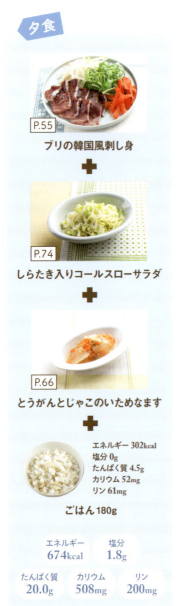

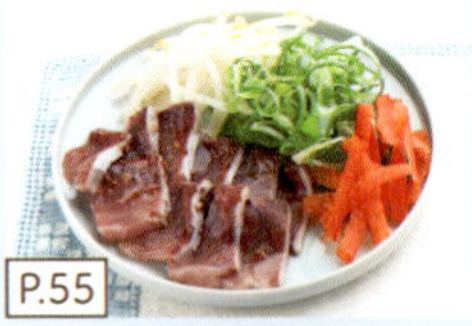
P.55

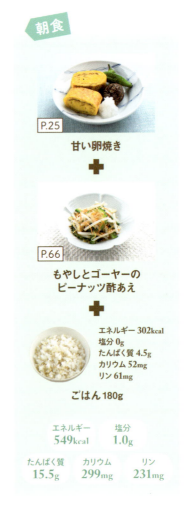

ブリの韓国風刺し身

＋

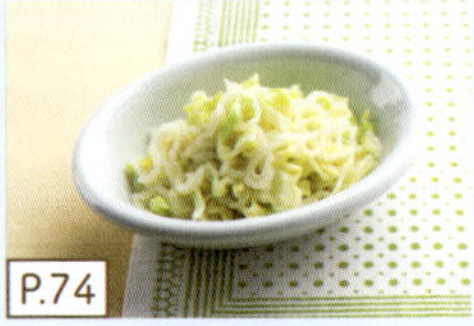
P.74

しらたき入りコールスローサラダ

＋

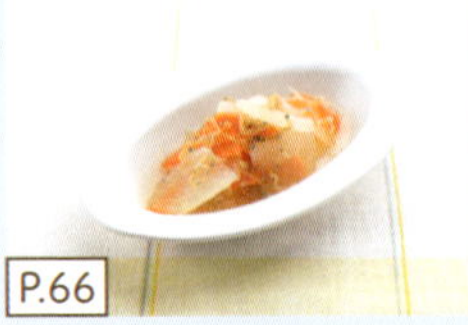
P.66

とうがんとじゃこのいためなます

＋

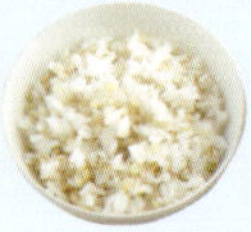

エネルギー 302kcal
塩分 0g
たんぱく質 4.5g
カリウム 52mg
リン 61mg

ごはん 180g

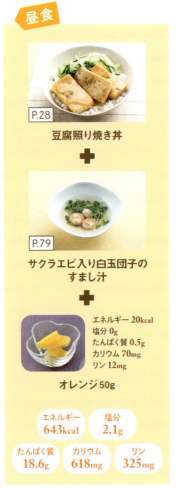

エネルギー 674kcal　塩分 1.8g
たんぱく質 20.0g　カリウム 508mg　リン 200mg

献立2

一日合計
エネルギー 1821kcal　塩分 4.9g
たんぱく質 56.0g　カリウム 1585mg　リン 660mg

間食をとり入れた献立です。さっぱり味のはちみつジャスミンシャーベット（80ページ）を組み合わせても。

夕食

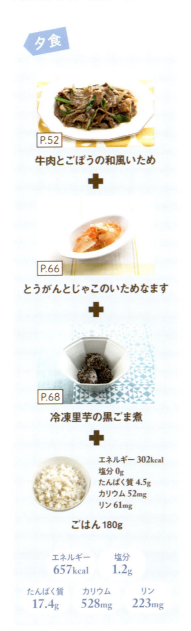

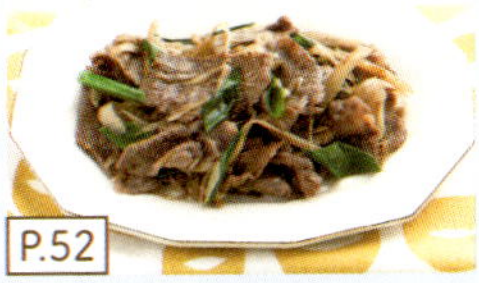
P.52
牛肉とごぼうの和風いため

＋

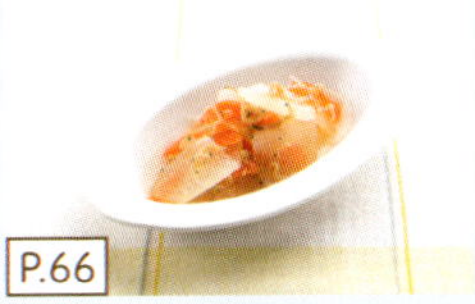
P.66
とうがんとじゃこのいためなます

＋

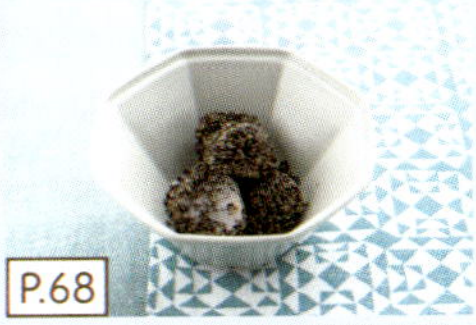
P.68
冷凍里芋の黒ごま煮

＋

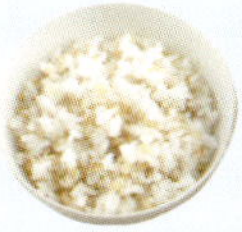
エネルギー 302kcal
塩分 0g
たんぱく質 4.5g
カリウム 52mg
リン 61mg

ごはん180g

エネルギー 657kcal　塩分 1.2g
たんぱく質 17.4g　カリウム 528mg　リン 223mg

昼食

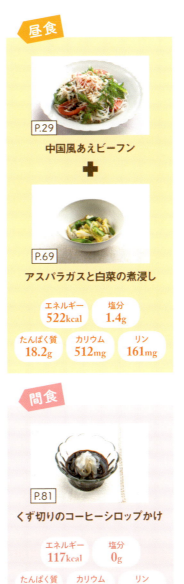

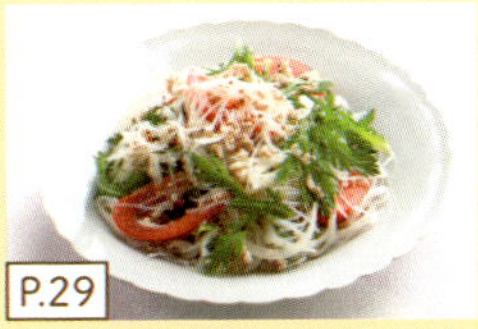
P.29
中国風あえビーフン

＋

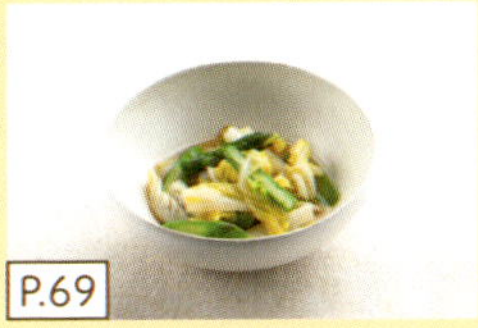
P.69
アスパラガスと白菜の煮浸し

エネルギー 522kcal　塩分 1.4g
たんぱく質 18.2g　カリウム 512mg　リン 161mg

間食

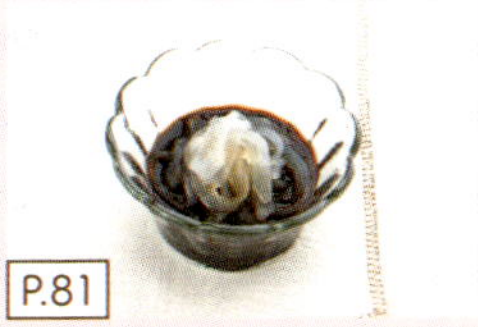
P.81
くず切りのコーヒーシロップかけ

エネルギー 117kcal　塩分 0g
たんぱく質 0.4g　カリウム 73mg　リン 9mg

朝食

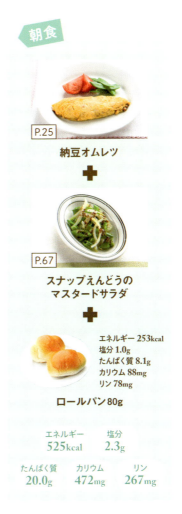

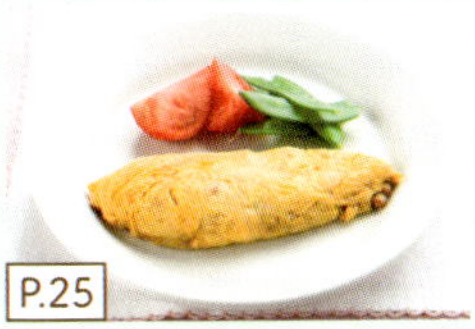
P.25
納豆オムレツ

＋

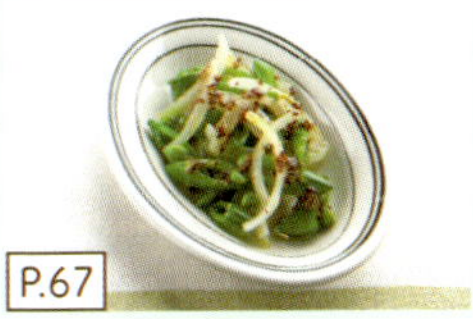
P.67
スナップえんどうの
マスタードサラダ

＋

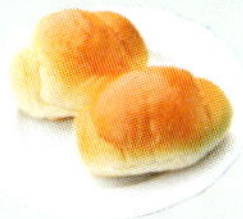
エネルギー 253kcal
塩分 1.0g
たんぱく質 8.1g
カリウム 88mg
リン 78mg

ロールパン80g

エネルギー 525kcal　塩分 2.3g
たんぱく質 20.0g　カリウム 472mg　リン 267mg

献立3

一日合計
エネルギー 1860kcal　塩分 3.9g
たんぱく質 55.1g　カリウム 1578mg　リン 756mg

朝昼夕どれも塩分控えめの献立です。外食を楽しんだ翌日などにもおすすめです。

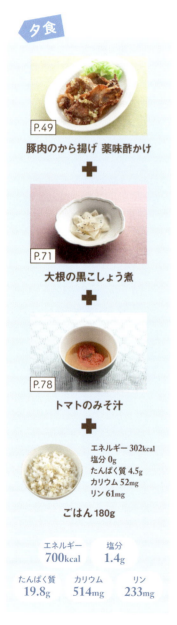

夕食

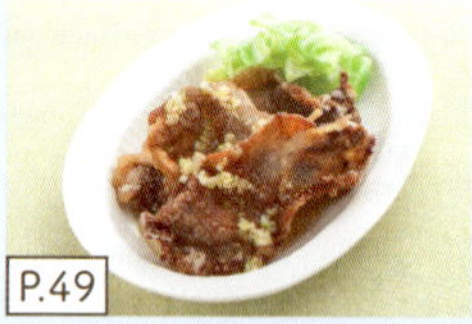
P.49

豚肉のから揚げ 薬味酢かけ

＋

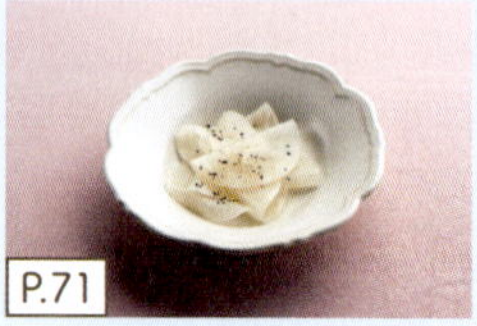
P.71

大根の黒こしょう煮

＋

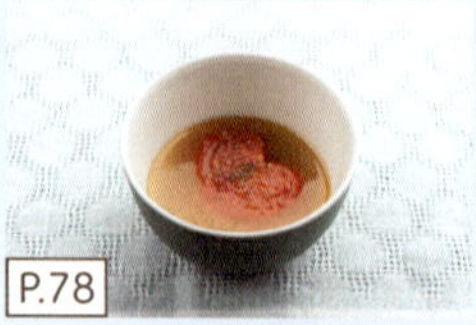
P.78

トマトのみそ汁

＋

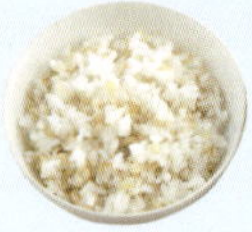

エネルギー 302kcal
塩分 0g
たんぱく質 4.5g
カリウム 52mg
リン 61mg

ごはん 180g

エネルギー 700kcal　塩分 1.4g
たんぱく質 19.8g　カリウム 514mg　リン 233mg

昼食

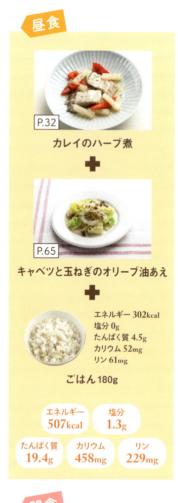

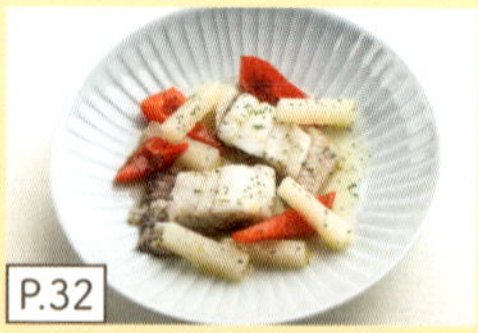
P.32

カレイのハーブ煮

＋

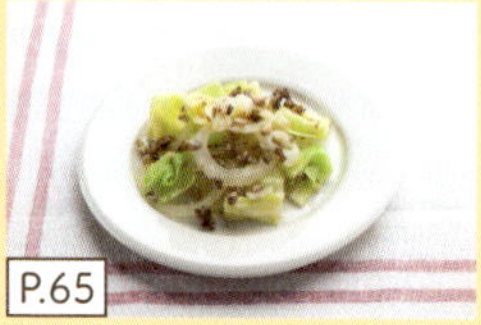
P.65

キャベツと玉ねぎのオリーブ油あえ

＋

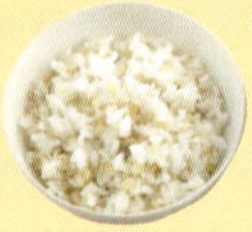

エネルギー 302kcal
塩分 0g
たんぱく質 4.5g
カリウム 52mg
リン 61mg

ごはん 180g

エネルギー 507kcal　塩分 1.3g
たんぱく質 19.4g　カリウム 458mg　リン 229mg

朝食

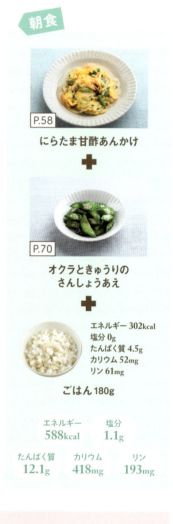

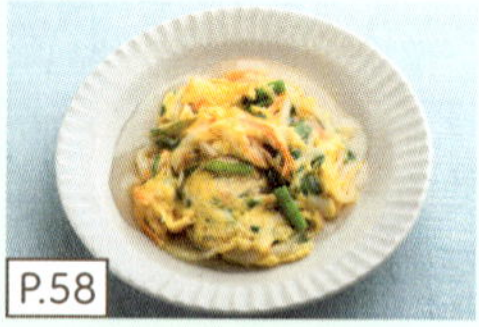
P.58

にらたま甘酢あんかけ

＋

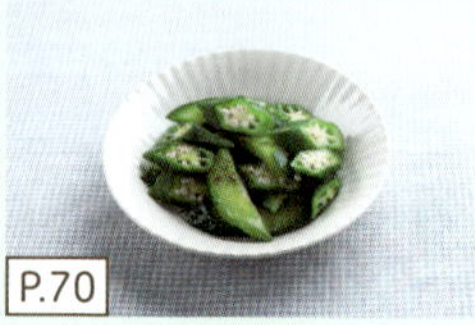
P.70

オクラときゅうりの
さんしょうあえ

＋

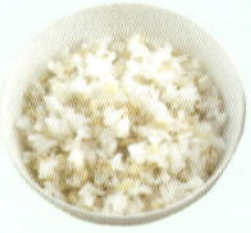

エネルギー 302kcal
塩分 0g
たんぱく質 4.5g
カリウム 52mg
リン 61mg

ごはん 180g

エネルギー 588kcal　塩分 1.1g
たんぱく質 12.1g　カリウム 418mg　リン 193mg

間食

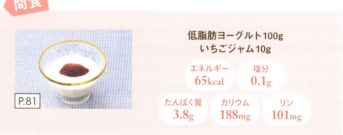

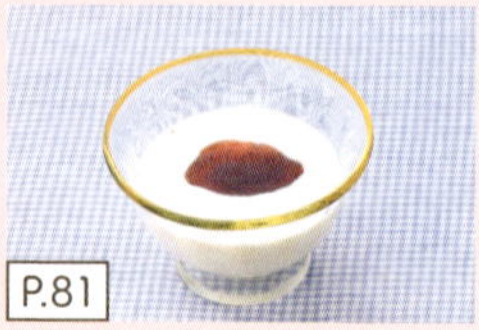
P.81

低脂肪ヨーグルト 100g
いちごジャム 10g

エネルギー 65kcal　塩分 0.1g
たんぱく質 3.8g　カリウム 188mg　リン 101mg

献立4

一日合計　エネルギー 1867kcal　塩分 5.0g　たんぱく質 56.8g　カリウム 1300mg　リン 730mg

カリウム控えめの組み合わせなので、間食にくだものを加えても。くだものの量は60g以下を目安にしましょう。

夕食

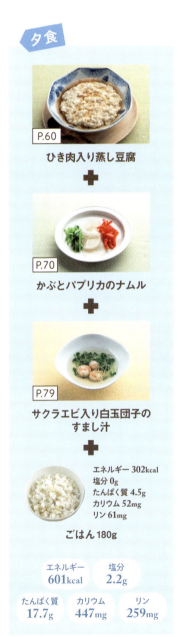

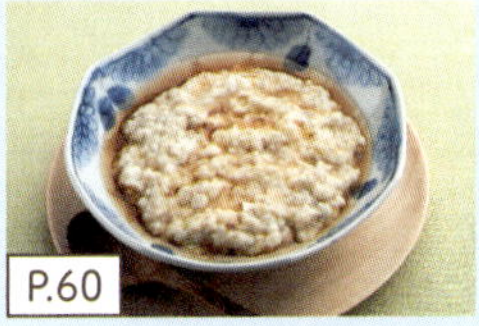
P.60

ひき肉入り蒸し豆腐

＋

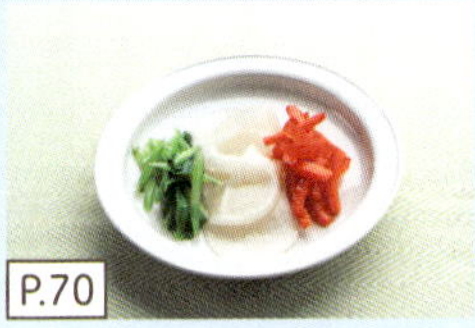
P.70

かぶとパプリカのナムル

＋

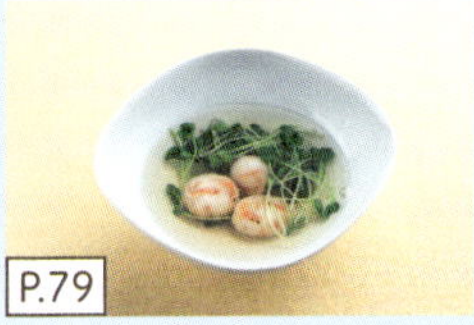
P.79

サクラエビ入り白玉団子のすまし汁

＋

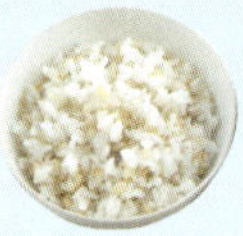

エネルギー 302kcal
塩分 0g
たんぱく質 4.5g
カリウム 52mg
リン 61mg

ごはん 180g

エネルギー	塩分	たんぱく質	カリウム	リン
601kcal	2.2g	17.7g	447mg	259mg

昼食

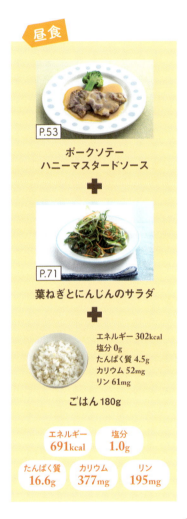

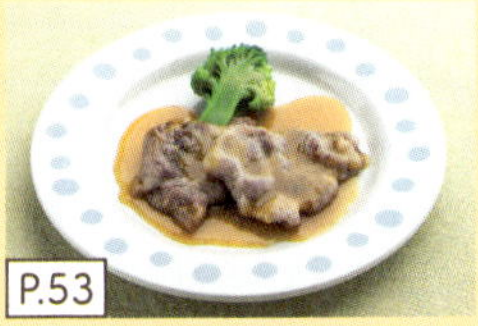
P.53

ポークソテー
ハニーマスタードソース

＋

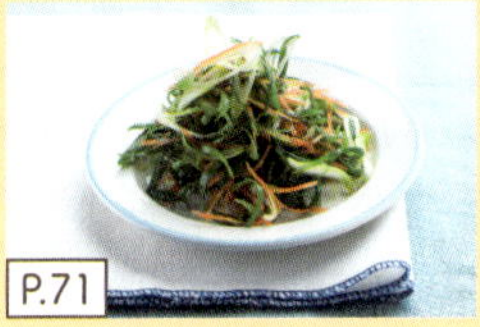
P.71

葉ねぎとにんじんのサラダ

＋

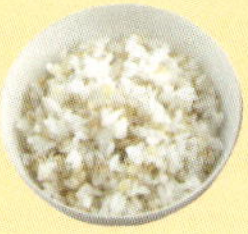

エネルギー 302kcal
塩分 0g
たんぱく質 4.5g
カリウム 52mg
リン 61mg

ごはん 180g

エネルギー	塩分	たんぱく質	カリウム	リン
691kcal	1.0g	16.6g	377mg	195mg

朝食

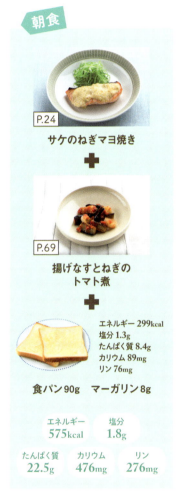

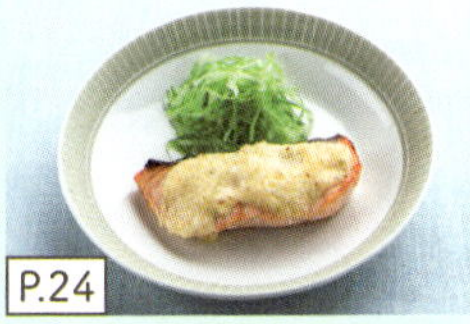
P.24

サケのねぎマヨ焼き

＋

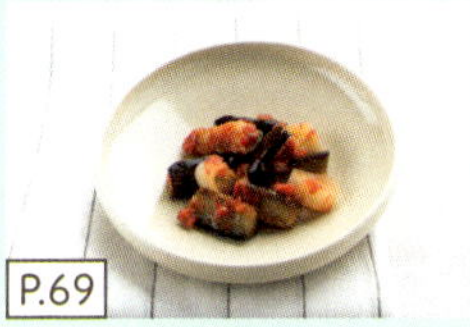
P.69

揚げなすとねぎのトマト煮

＋

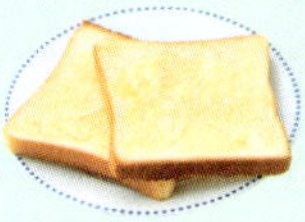

エネルギー 299kcal
塩分 1.3g
たんぱく質 8.4g
カリウム 89mg
リン 76mg

食パン 90g　マーガリン 8g

エネルギー	塩分	たんぱく質	カリウム	リン
575kcal	1.8g	22.5g	476mg	276mg

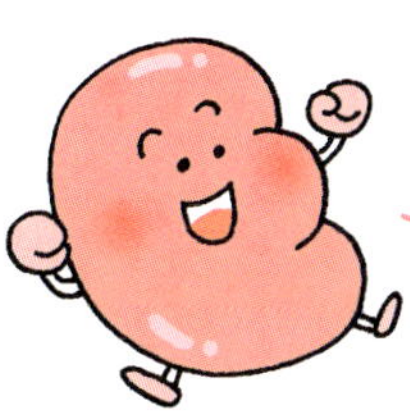

主菜は魚、肉、卵、豆腐をまんべんなく食べると栄養バランスがよくなるよ。適量を心がけることを忘れずに！

献立1

一日合計 エネルギー 1860kcal　塩分 4.2g　たんぱく質 48.9g　カリウム 1230mg　リン 664mg

副菜を1品、汁物にかえても、塩分量は6g未満に収まります。デザートにくだものを添えてもよいでしょう。

朝食

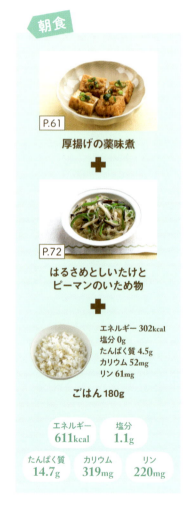

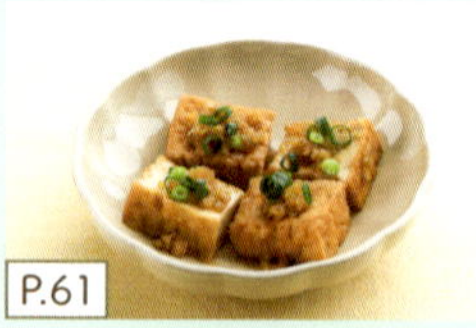
P.61

厚揚げの薬味煮

＋

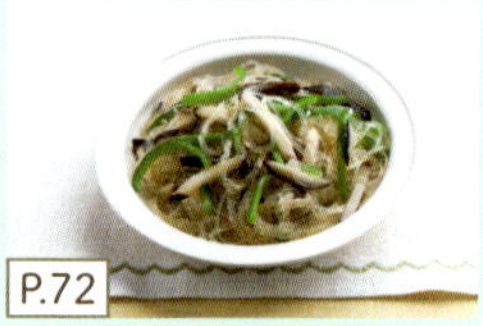
P.72

はるさめとしいたけとピーマンのいため物

＋

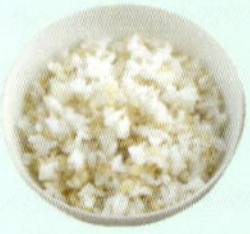

エネルギー 302kcal
塩分 0g
たんぱく質 4.5g
カリウム 52mg
リン 61mg

ごはん 180g

エネルギー	塩分	たんぱく質	カリウム	リン
611kcal	1.1g	14.7g	319mg	220mg

昼食

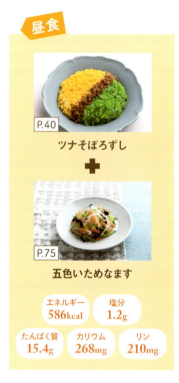

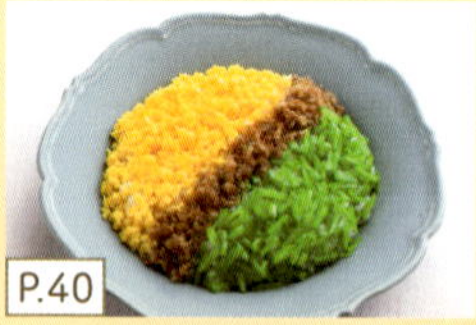
P.40

ツナそぼろずし

＋

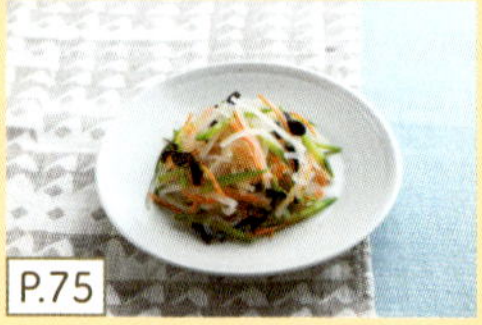
P.75

五色いためなます

エネルギー	塩分	たんぱく質	カリウム	リン
586kcal	1.2g	15.4g	268mg	210mg

夕食

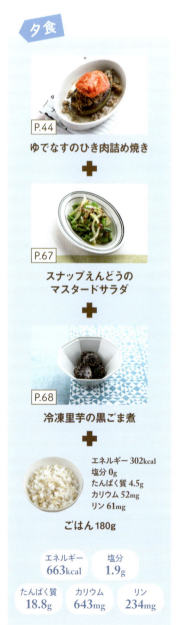

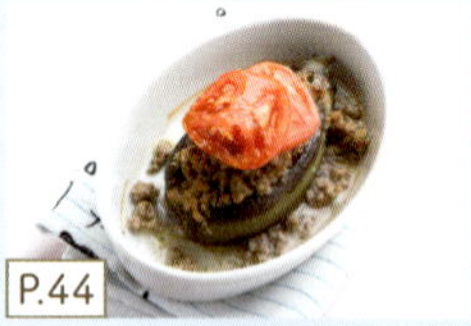
P.44

ゆでなすのひき肉詰め焼き

＋

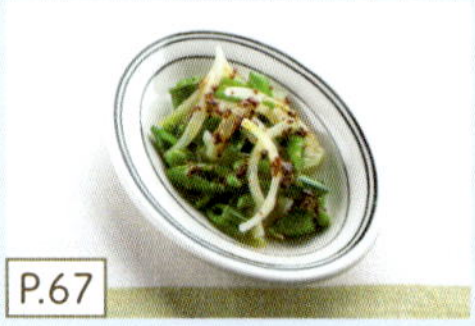
P.67

スナップえんどうのマスタードサラダ

＋

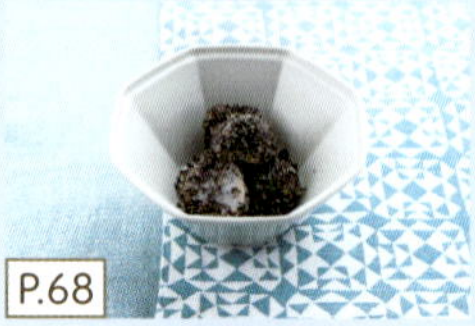
P.68

冷凍里芋の黒ごま煮

＋

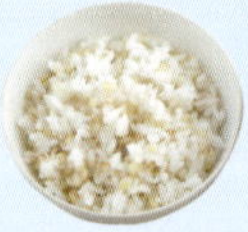

エネルギー 302kcal
塩分 0g
たんぱく質 4.5g
カリウム 52mg
リン 61mg

ごはん 180g

エネルギー	塩分	たんぱく質	カリウム	リン
663kcal	1.9g	18.8g	643mg	234mg

献立2

一日合計
エネルギー 1850kcal　塩分 4.2g
たんぱく質 49.4g　カリウム 1135mg　リン 746mg

塩分控えめの組み合わせなので、朝食の主食をごはんからロールパンや食パンに代えてもかまいません。

夕食

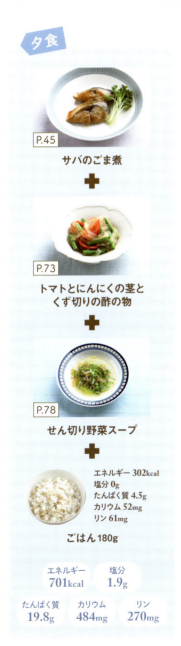

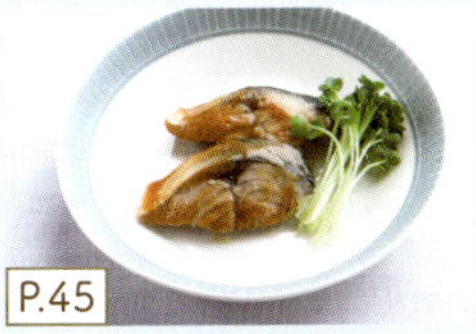
P.45
サバのごま煮

＋

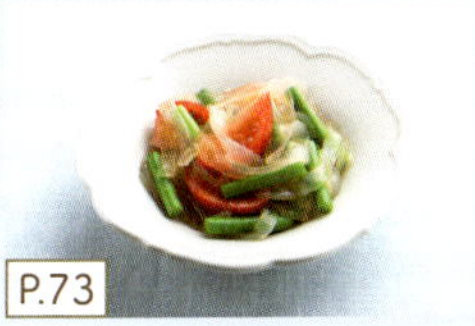
P.73
トマトとにんにくの茎と
くず切りの酢の物

＋

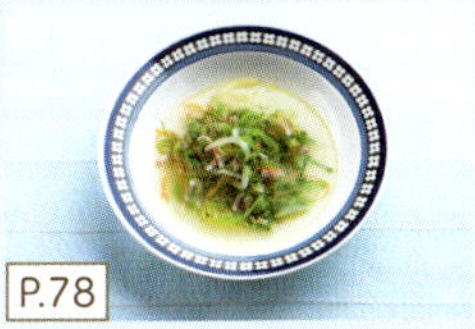
P.78
せん切り野菜スープ

＋

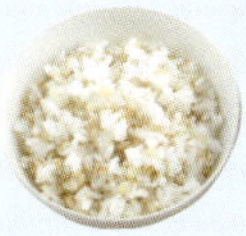
エネルギー 302kcal
塩分 0g
たんぱく質 4.5g
カリウム 52mg
リン 61mg

ごはん 180g

エネルギー 701kcal　塩分 1.9g
たんぱく質 19.8g　カリウム 484mg　リン 270mg

昼食

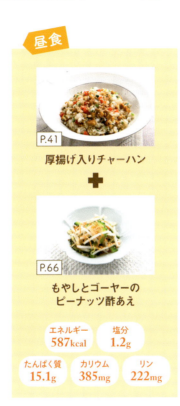

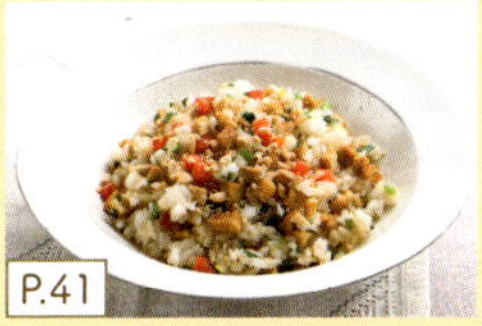
P.41
厚揚げ入りチャーハン

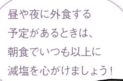

＋

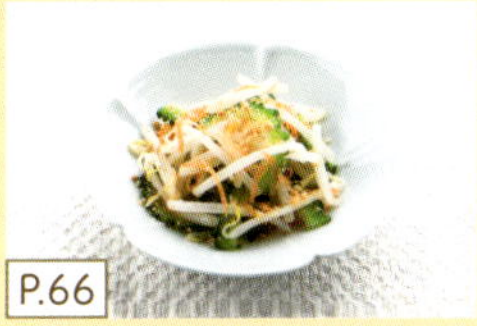
P.66
もやしとゴーヤーの
ピーナッツ酢あえ

エネルギー 587kcal　塩分 1.2g
たんぱく質 15.1g　カリウム 385mg　リン 222mg

朝食

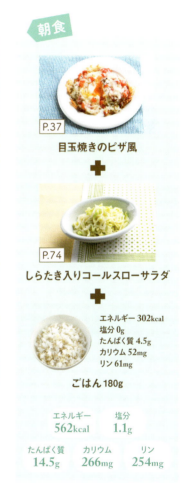

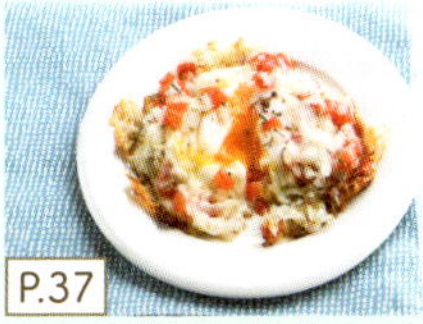
P.37
目玉焼きのピザ風

＋

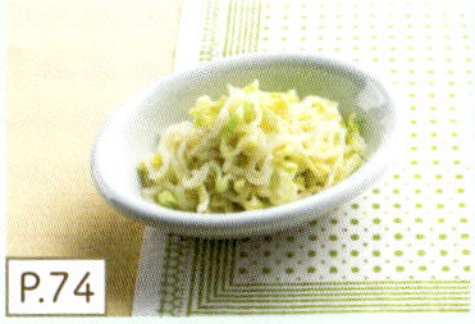
P.74
しらたき入りコールスローサラダ

＋

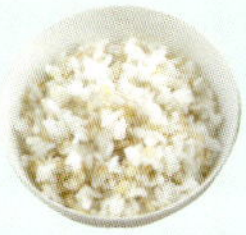
エネルギー 302kcal
塩分 0g
たんぱく質 4.5g
カリウム 52mg
リン 61mg

ごはん 180g

エネルギー 562kcal　塩分 1.1g
たんぱく質 14.5g　カリウム 266mg　リン 254mg

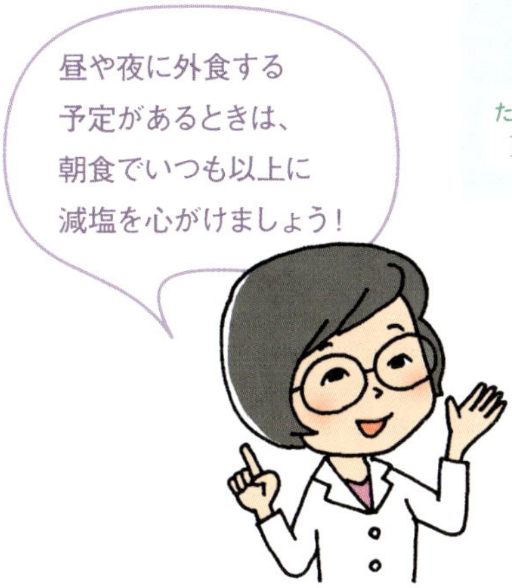
昼や夜に外食する
予定があるときは、
朝食でいつも以上に
減塩を心がけましょう！

透析・腎移植 Q&A ③

Q 食事に気をつけていますが、検査でリンの数値が下がりません。なにがいけないのでしょうか？

A 食事制限をきちんとしているつもりなのに、リンの数値が下がらなかったり、逆に上がったりすることは珍しいことではありません。食事によるリンのコントロールは非常にむずかしいものなのです。リン制限を意識しすぎてしまうと、今度は栄養不足、エネルギー不足になり、かえって腎臓に負担をかけてしまうことにつながります。食事に気をつけても数値が下がらない場合は、無理をせず、医師や栄養士に相談しましょう。薬（リン吸着剤）によって、リンをコントロールすることもできます。

リン吸着剤は、食事からとったリンが体内に吸収されるのを防ぐ薬なので、食事の直前または直後に飲みます。食事から時間を空けて服用しても意味がありません。処方された薬は、指示どおりのタイミングで忘れずにきちんと飲むことがたいせつです。

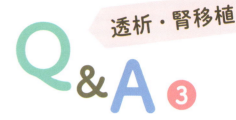

Q にぎりずしが大好きなのですが、食べても問題ないですか？

A 透析中、腎移植後の食事制限では、「絶対に食べてはいけないもの」はありません。気をつけるべきなのは、食べる量です。もちろん、にぎりずしも食べすぎなければOKです。

にぎりずしで注意しなければならないのは、食塩です。しゃり（すし飯）には、1貫に0.2gと多くの食塩が含まれています。しょうゆをつけるのはごく少量に。注文時にお願いして、しゃりの量を少なめに握ってもらうのもよいでしょう。ガリも食塩が多いので、食べすぎないようにしてください。

また、リンを多く含むイクラ、カツオ、マグロの赤身は、避けたほうがよいでしょう。サンマ、アナゴ、イカ、タコは、リンもカリウムも比較的少なめです。

Q 水分摂取量は厳密に守らなければいけないのでしょうか？のどが渇いてつらいときはどうしたらいいですか？

A 透析では、血液に含まれる老廃物とともに余分な水分をとり除くことができますが、とり除く水分の量が多すぎると、体への負担が大きくなります。ドライウェイト（11ページ）を基準にして、水分摂取量を管理することが必要です。

ドライウェイトの増加は、次の透析まで中1日の場合はドライウェイトの3%以内、中2日の場合は5%以内におさえるようにします。体重をチェックしながら、飲み水の量も調整しましょう。また、水分と食塩は密接に関係していますので、食塩を適切に制限することを忘れないでください（16ページ）。食塩をきちんと制限できていれば、水分制限は楽になるはずです。のどが渇いてつらいときは、氷をなめたり、うがいをして口を湿らせるのも一つの方法です。

なお、夏の暑い時期などは、水分を制限しすぎて脱水にならないように注意が必要です。外に出て汗をかいたときは、少し多めに水分をとることを心がけましょう。同時に、外出前後で体重を計り、適切な水分量を守れているかどうかをチェックしてください。

栄養成分値 一覧

『日本食品標準成分表2015年版（七訂）』（文部科学省）に基づいて算出しています。
同書に記載のない食品は、それに近い食品（代用品）の数値で算出しました。
1人分（1回分）あたりの成分値です。調理法に応じて、「ゆで」などのデータがある場合はそれを用いて算出しました。
数値の合計の多少の相違は計算上の端数処理によるものです。

透析治療中の食事

料理名	掲載ページ	エネルギー (kcal)	たんぱく質 (g)	脂質 (g)	炭水化物 (g)	カリウム (mg)	リン (mg)	食塩相当量（塩分） (g)
朝食								
豚肉のソテー 煮おろしかけ	23	200	13.1	12.2	8.1	310	148	0.7
こんにゃくとわけぎとにんじんのからしあえ	23	30	0.8	0.2	7.4	111	17	0.6
ごはん（180g）	23	302	4.5	0.5	66.8	52	61	0
朝食合計		532	18.4	12.9	82.3	473	226	1.3
朝食の主菜　サケのねぎマヨ焼き	24	218	13.6	16.7	1.3	290	188	0.2
朝食の主菜　甘い卵焼き	25	198	9.7	10.8	14.9	160	146	0.5
朝食の主菜　納豆オムレツ	25	195	10.4	13.2	8.3	295	150	0.6
昼食								
オムライス	26	595	17.5	21.4	78.1	474	224	1.3
ピクルス	26	16	0.5	0.1	3.6	145	18	微量
しいたけのしょうがスープ	26	10	0.7	0.1	2.2	63	18	0.5
昼食合計		621	18.7	21.6	83.9	682	260	1.8
昼食のどんぶり・めん　豆腐照り焼き丼	28	573	15.7	16.9	86.1	464	268	1.4
昼食のどんぶり・めん　中国風あえビーフン	29	474	17.5	15.5	62.2	417	140	0.9
夕食								
イワシのごま風味焼き	30	218	14.5	13.6	6.9	260	190	0.5
青梗菜ときくらげのあえ物	30	26	0.5	2.1	1.8	86	12	0.2
かぼちゃとなすのきんぴら風	30	68	0.9	4.1	7.3	148	24	0.5
ごはん（180g）	30	302	4.5	0.5	66.8	52	61	0
夕食合計		614	20.4	20.3	82.8	546	287	1.2
一日合計		1767	57.5	54.8	249.0	1701	773	4.3

		料理名	掲載ページ	エネルギー (kcal)	たんぱく質 (g)	脂質 (g)	炭水化物 (g)	カリウム (mg)	リン (mg)	食塩相当量（塩分） (g)
透析治療中の食事	夕食									
	夕食の主菜	カレイのハーブ煮	32	134	14.2	7.0	2.8	327	150	0.8
	夕食の主菜	鶏手羽の中国風グリル	33	225	12.9	15.5	7.0	298	118	0.6
腎移植後の食事	朝食									
		サケ缶と白菜のスープ煮	35	128	11.0	8.3	1.4	206	167	0.6
		かぶとピーマンとにんじんのサラダ	35	95	0.5	8.1	4.6	152	19	0.5
		クロワッサン（2個80g）	35	358	6.3	21.4	35.1	72	54	1.0
		朝食合計		581	17.8	37.8	41.1	430	240	2.1
	朝食の主菜	玉ねぎのそぼろあんかけ	36	234	9.3	14.6	14.8	211	73	0.5
	朝食の主菜	豚肉とくず切りのしゃぶしゃぶ仕立て	37	261	10.0	17.4	14.5	200	79	0.5
	朝食の主菜	目玉焼きのピザ風	37	186	9.3	14.6	3.2	163	175	0.5
	昼食									
		はるさめジャージャーめん	38	473	12.3	18.8	62.3	286	109	1.1
		小松菜とキャベツの辛味あえ	38	50	0.8	4.1	2.6	72	20	0.2
		くるみ汁粉風	38	157	1.5	6.9	24.2	55	29	0.2
		昼食合計		680	14.6	29.8	89.1	413	158	1.5
	昼食のごはんもの	ツナそぼろずし	40	512	15.0	10.1	86.7	204	199	0.8
	昼食のごはんもの	厚揚げ入りチャーハン	41	538	13.8	18.0	77.4	298	198	0.9
	夕食									
		豆腐のカレーソテー	42	220	10.8	14.4	11.1	333	191	0.7
		こんにゃくのわさび酢	42	66	0.1	4.1	7.6	20	3	0.6
		レタスとみょうがのすまし汁	42	12	0.8	0.1	2.5	173	24	0.8
		ごはん（180g）	42	302	4.5	0.5	66.8	52	61	0
		夕食合計		600	16.2	19.1	88.0	578	279	2.1
		一日合計		1861	48.6	86.7	218.2	1421	677	5.7

区分	料理名	掲載ページ	エネルギー (kcal)	たんぱく質 (g)	脂質 (g)	炭水化物 (g)	カリウム (mg)	リン (mg)	食塩相当量（塩分） (g)
腎移植後の食事 夕食 夕食の主菜	ゆでなすのひき肉詰め焼き	44	241	11.7	18.5	6.1	378	103	0.9
腎移植後の食事 夕食 夕食の主菜	サバのごま煮	45	188	13.4	11.8	4.7	234	162	1.0
リン控えめの肉料理	豚肉のから揚げ 薬味酢かけ	49	298	14.1	17.2	18.7	274	143	0.5
リン控えめの肉料理	鶏もも肉のピリ辛ケチャップいため	50	229	10.8	14.6	12.0	332	126	0.8
リン控えめの肉料理	牛肉とねぎのクリーム煮	51	398	11.2	35.9	5.1	294	117	0.6
リン控えめの肉料理	牛肉とごぼうの和風いため	52	236	10.7	17.2	7.8	257	105	0.5
リン控えめの肉料理	ポークソテー ハニーマスタードソース	53	302	11.5	18.7	20.5	231	121	0.7
リン控えめの魚料理	サンマのソテー 和風マリネ	54	330	13.1	22.6	15.2	241	141	0.7
リン控えめの魚料理	ブリの韓国風刺し身	55	222	13.7	16.7	2.8	311	95	0.8
リン控えめの魚料理	カジキのはるさめ衣揚げ	56	296	9.9	21.4	14.3	293	147	0.4
リン控えめの魚料理	エビの中国風くず煮	57	131	12.5	4.5	8.6	250	151	0.9
リン控えめの卵・豆腐料理	にらたま甘酢あんかけ	58	238	6.9	15.3	16.6	248	110	0.8
リン控えめの卵・豆腐料理	バインセオ風薄焼きオムレツ	59	264	7.7	13.3	26.5	147	111	1.0
リン控えめの卵・豆腐料理	ひき肉入り蒸し豆腐	60	199	10.4	12.6	9.9	224	142	1.0
リン控えめの卵・豆腐料理	厚揚げの薬味煮	61	175	9.0	13.1	5.0	135	128	0.4
カリウム控えめの野菜料理	キャベツと玉ねぎのオリーブ油あえ	65	71	0.7	6.1	3.7	79	18	0.5
カリウム控えめの野菜料理	トマトのサラダ	65	109	0.6	8.1	9.0	122	19	0.6
カリウム控えめの野菜料理	もやしとゴーヤーのピーナッツ酢あえ	66	49	1.3	1.0	8.7	87	24	0.5
カリウム控えめの野菜料理	とうがんとじゃこのいためなます	66	76	1.1	4.1	8.2	94	26	0.4
カリウム控えめの野菜料理	スナップえんどうのマスタードサラダ	67	77	1.5	4.9	7.3	89	39	0.7
カリウム控えめの野菜料理	白菜とにんじんのいため甘酢づけ	67	95	0.5	6.1	8.8	129	19	0.3

	料理名	掲載ページ	エネルギー (kcal)	たんぱく質 (g)	脂質 (g)	炭水化物 (g)	カリウム (mg)	リン (mg)	食塩相当量（塩分） (g)
カリウム控えめの野菜料理	冷凍里芋の黒ごま煮	68	43	1.1	1.1	7.5	125	31	0.3
	揚げなすとねぎのトマト煮	69	58	0.5	5.0	3.0	97	12	0.3
	アスパラガスと白菜の煮浸し	69	48	0.7	4.0	2.5	95	21	0.5
	かぶとパプリカのナムル	70	50	0.4	4.1	3.2	87	11	0.5
	オクラときゅうりのさんしょうあえ	70	48	0.7	4.1	2.5	118	22	0.3
	葉ねぎとにんじんのサラダ	71	87	0.6	8.1	2.8	94	13	0.3
	大根の黒こしょう煮	71	43	0.2	4.0	1.3	59	4	0.3
	はるさめとしいたけと ピーマンのいため物	72	134	1.2	4.2	23.9	132	31	0.7
	はるさめのマヨネーズサラダ	73	121	0.4	4.1	20.5	54	13	0.1
	トマトとにんにくの茎と くず切りの酢の物	73	140	0.8	4.1	25.1	99	22	0.6
	しらたき入りコールスローサラダ	74	74	0.7	6.3	4.0	51	18	0.6
	五色いためなます	75	74	0.4	4.0	9.1	64	11	0.4
	こんにゃくとれんこんの カレーいため	75	82	0.4	6.1	7.0	84	24	0.6
汁物	せん切り野菜スープ	78	71	1.1	6.0	3.1	99	25	0.3
	トマトのみそ汁	78	57	1.0	4.3	3.9	129	25	0.6
	サクラエビ入り白玉団子の すまし汁	79	50	2.4	0.2	9.0	84	45	0.7
	おろし大根とのりのスープ	79	32	0.5	2.0	3.3	68	15	0.6
おやつ	はちみつジャスミンシャーベット	80	89	0.2	0	24.0	22	2	0
	ジャムかん	80	73	0.3	0.1	17.9	30	5	0
	白玉くず湯 ゆず風味	81	186	1.3	0.2	44.7	1	10	0
	くず切りのコーヒーシロップかけ	81	117	0.4	0	29.2	73	9	0

標準計量カップ・スプーンによる重量表（g）

実測値

2017年1月改訂

食品名	小さじ（5㎖）	大さじ（15㎖）	カップ（200㎖）
水	5	15	200
酒	5	15	200
酢	5	15	200
食塩・精製塩	6	18	240
あら塩（並塩）	5	15	180
しょうゆ	6	18	230
みりん	6	18	230
みそ	6	18	230
砂糖（上白糖）	3	9	130
はちみつ	7	21	280
ジャム	7	21	250
サラダ油	4	12	180
オリーブ油・ごま油	4	12	180
バター	4	12	180
マヨネーズ	4	12	190
牛乳	5	15	210

食品名	小さじ（5㎖）	大さじ（15㎖）	カップ（200㎖）
トマトケチャップ	6	18	240
ウスターソース	6	18	240
中濃ソース	7	21	250
オイスターソース	6	18	−
ポン酢しょうゆ	6	18	−
めんつゆ（ストレート）	6	18	230
カレー粉	2	6	−
粒入りマスタード	5	15	−
顆粒だしのもと（和洋中）	3	9	−
小麦粉（薄力粉）	3	9	110
かたくり粉	3	9	130
パン粉	1	3	40
いりごま・すりごま	2	6	−
練りごま	6	18	−
米（胚芽精米・精白米・玄米）	−	−	170
米（無洗米）	−	−	180

●ミニスプーン（1㎖）の重量：しょうゆ……1.2g ／食塩・精製塩…1.2g ／あら塩（並塩）……1.0g

STAFF

本文デザイン●中村志保
カバーデザイン●鈴木住枝（Concent,inc.）
写真●向村春樹（will）
スタイリング●ダンノマリコ
イラスト●たむらかずみ、やまおかゆか
編集●清水理絵（will）、小川由希子
DTP●小林真美（will）
校閲●村井みちよ
調理アシスタント●大木詩子
栄養価計算●戌亥梨恵

食事療法おいしく続けるシリーズ
おかずレパートリー 透析・腎移植

2018年6月20日　初版第1刷発行

著　者　菅野義彦、榎本眞理、検見﨑聡美
発行者　香川明夫
発行所　女子栄養大学出版部
〒170-8481　東京都豊島区駒込3-24-3
電話　03-3918-5411（営業）
03-3918-5301（編集）
ホームページ　http://www.eiyo21.com
振　替　00160-3-84647
印刷所　凸版印刷株式会社

ISBN978-4-7895-1867-3

著者プロフィール

病態監修
菅野義彦（かんの・よしひこ）

医学博士。東京医科大学病院腎臓内科主任教授、同院栄養管理科部長。日本内科学会総合内科専門医・指導医、日本腎臓学会認定専門医・指導医。1991年慶應義塾大学医学部卒業、同大学院医学研究科卒業、米国留学後、埼玉社会保険病院腎センター、埼玉医科大学腎臓内科、慶應義塾大学医学部血液浄化・透析センターを経て、現職。高血圧、腎臓病、血液浄化療法を専門とする。『透析の話をする・聞く前に読む本』（文光堂）、『腎臓病の満足ごはん』『透析・腎移植の安心ごはん』『おかずレパートリー腎臓病』（ともに女子栄養大学出版部）、『腎臓専門医が教える腎機能を守るコツ』（同文書院）著。

栄養指導
榎本眞理（えのもと・まり）

管理栄養士。愛知学院大学心身科学部健康栄養学科臨床栄養学教授。元東京医科大学病院栄養管理科科長。1990年女子栄養大学大学院卒業後、癌研究会付属病院、北青山病院、杏雲堂病院、東京医科大学病院を経て、現職。患者の人格や価値観を尊重した実践しやすい栄養指導が好評。病院食が栄養指導の生きた教材となり、栄養管理、NSTの優れた治療媒体となるよう、一体化に取り組んでいる。日本病態栄養学会、日本静脈経腸栄養学会、ヨーロッパ臨床栄養代謝学会会員。『腎臓病の満足ごはん』『透析・腎移植の安心ごはん』『おかずレパートリー腎臓病』（ともに女子栄養大学出版部）著。

料理・献立
検見﨑聡美（けんみざき・さとみ）

料理研究家・管理栄養士